食材妙用

养生治病一本全

主　编◎徐勇刚　宋鸿权

副主编◎卢　超　叶　诺　童　翔

浙江科学技术出版社

图书在版编目（CIP）数据

食材妙用养生治病一本全 / 徐勇刚，宋鸿权主编. —杭州：
浙江科学技术出版社，2015.4
ISBN 978-7-5341-6455-2

Ⅰ.①食… Ⅱ.①徐…②宋… Ⅲ.①食物养生
②食物疗法 Ⅳ.①R247.1

中国版本图书馆 CIP 数据核字（2015）第 019747 号

书　　名　食材妙用养生治病一本全
主　　编　徐勇刚　宋鸿权
出版发行　**浙江科学技术出版社**
　　　　　杭州市体育场路 347 号　邮政编码：310006
　　　　　办公室电话：0571-85176593
　　　　　销售部电话：0571-85176040
　　　　　网址：www.zkpress.com
　　　　　E-mail：zkpress@zkpress.com
排　　版　北京天马同德图书有限公司
印　　刷　北京建泰印刷有限公司

开　　本　710×1000　　1/16　　　　　　印　张　14.5
字　　数　225 千字
版　　次　2015 年 4 月第 1 版　　　　2015 年 4 月第 1 次印刷
书　　号　ISBN 978-7-5341-6455-2　　定　价　19.80 元

责任编辑　王　群　王巧玲　　　　**责任校对**　刘　丹　梁　峥　李骁睿
封面设计　胡　椒　　　　　　　　**责任印务**　徐忠雷

FOREWORD 前言

中国传统饮食养生理论历史悠久，内涵丰富。我们的祖先在生活实践中发现，许多食物不仅能饱腹，还能养生及预防一些疾病。中国第一部医学专著《黄帝内经》就高度评价了饮食养生的作用，提到："大毒治病，十去其六；常毒治病，十去其七；小毒治病，十去其八；无毒治病，十去其九。谷肉果菜，食养尽之，无使过之，伤其正也。"由此可见，食物养生的奥秘自古已经被发现。

在人们越来越关注健康与养生的今天，与健康息息相关的就是每天都离不开的食物。您是否真正清楚每天所吃食物的养生奥秘？您又是否真正知道最健康的饮食方式是什么？如果我们能了解各种日常食物的属性，进行合理的安排和搭配，食物就能成为身体健康的最好保障。人在不同的年龄阶段，其养生的理念和原则是不同的，特别是在饮食上要有所区分，这样才能将养生实践逐渐渗透到日常生活中。随着生活水平的提高和养生观念的更新，一些人逐渐将食材养生带入了自己的生活中，开始尝试用一些常用的食材为自己煲上一锅具有特殊功效的美食。这是中华传统养生方式与现代生活的可喜结合，是现代人对食物养生保健作用的深入理解。

孙思邈认为，人的健康应以合理的饮食为基础，而不要擅自服药。这本《食材妙用养生治病一本全》内容非常全面，涉及百姓家中日常所需、所用的食材，查阅起来十分方便。对于日常常见的每一类食材，本书都做了详细的介绍，包括五谷、蔬菜、水果、干果、食用菌藻、肉类、禽蛋、水产品等，详细描述了每一味食材的性味、功效、营养成分，结合现代营养学知识，更通俗易懂，更科学实用。

　　另外，本书还特别推荐了相应的养生食谱，方便您在繁忙的工作之余，为自己及家人做上一两道美味而又养生的饭菜。对于有疾病困扰的人，本书又有针对性地提供了相应的食疗验方，方便您根据自己的需要，轻松选择适合自己的食物，让食物服务于我们的健康，让健康成为我们最宝贵的财富。

编　者

CONTENTS 目录

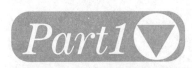

Part1 ▽

要想健康长寿，就得妙用食材

Part2 ▽

揭秘各类食材中的养生密码

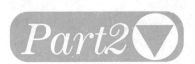

Part1

要想健康长寿，就得妙用食材

自我测试：你的饮食习惯健康吗

以下各题请选："是"、"偶尔"或"否"。

1. 只吃自己喜欢的菜，吃饭时将自己不喜欢的菜从碗里挑出来。

2. 没有自己喜欢的菜就不吃饭或吃得很少。

3. 经常吃薯片等膨化食品。

4. 吃饭时总是狼吞虎咽。

5. 喜欢吃肉，拒绝一切蔬菜。

6. 边吃饭边说话。

7. 喜欢吃烧烤类食物，如羊肉串、烤鱿鱼等。

8. 喜欢在看电视、读书或行走时吃东西。

9. 不管食物营养价值如何，只要对胃口就一个劲地吃。

10. 只吃菜，不吃肉。

11. 听别人说某种菜不好吃，也学着不吃了。

12. 喜欢把冷饮或罐装甜饮料作为日常饮水。

13. 喜欢吃全麦面包或杂粮。

14. 每天喝一杯牛奶或酸奶。

15. 在每三天的食谱中，一定会有胡萝卜、西红柿。

16. 渴了就一口气喝很多水。

17. 用餐后马上吃水果。

18. 夏天会无节制地贪吃冷饮。

19. 常吃大豆、豌豆或扁豆。

20. 常吃洋葱、蒜、姜。

21. 经常吃河鱼或海鱼。

22. 常吃柑橘类水果，如柚子、橙子或橘子。

23. 经常不吃早餐。

24. 常在街摊上吃没有包装的小吃。

25. 一直偏爱某类食物。

26. 喜欢在牛奶和豆浆里放糖。

27. 喜欢吃甜食。

28. 饭前便后常常忘记洗手。

29. 喜欢喝碳酸饮料，尤其酷爱可乐。

30. 一边吃饭一边喝水。

评分标准：

13、14、15、19、20、21、22 题选"是"得 2 分，选"偶尔"得 1 分，选"否"得 0 分；1、2、3、4、5、6、7、8、9、10、11、12、16、17、18、23、24、25、26、27、28、29、30 题选"是"得 0 分，选"偶尔"得 1 分，选"否"得 2 分。

测试结果：

得分在 50～60 分：A 级健康饮食标准

恭喜你！能达到这个级别的人并不多，说明你不仅有高水准的饮食安全与营养方面的知识，还非常了解如何健康地安排饮食，养成了良好的饮食习惯。拥有这样健康的饮食习惯一定会有一个好身体。

得分在 40～50 分：B 级健康饮食标准

很不错！在较高水准的饮食安全与营养知识的指导下，你有较高水平的健康饮食习惯。你的健康饮食水平高于平均水平，但还有可以提升和完善的地方。

得分在 30～40 分：C 级健康饮食标准

你的饮食健康状况处在中等水平。在越来越注重饮食健康的今天，你的饮食习惯还有许多需要努力的地方，才能更好地保持并增进健康。你需要进一步关注饮食健康方面的信息，以获取更多相关知识，提高健康意识，改掉一些不好的饮食方式和习惯。

得分在 30 分以下：D 级健康饮食标准

很遗憾，你的饮食状况不健康。如果不加改变，这些坏习惯对你的身体造成的损害会以你意想不到的方式显现出来。为了你的健康，请你调整现在的饮食方式和习惯，尽力改善现在的饮食状况。

巧吃食材，养生治病两相宜

我们的日常饮食，除供应必需的营养物质外，还会因食物的性能作用或多或少对身体平衡和生理功能产生有利或不利的影响。日积月累，从量变到质变，这种影响作用就变得非常明显。从这个意义上讲，它们并不亚于药物的作用，因此坚持正确合理地调配饮食，会起到药物所不能达到的效果。

常言道："人是铁饭是钢，一顿不吃饿得慌。"事实上，饮食养身体，远不止是吃饱，更重要的是健康。生活水平提高了，想吃什么吃什么，结果出现了集体性的偏食，疾患由此而来。那么，怎么吃才能更健康呢？对全家而言，饮食均衡是个基本的准则，这就需要粗细搭配、荤素搭配。尽管食物养生不可少，但需要同时谨记的是，不贪好，不贪多，也非常重要。

◉ 粗细搭配

用饮食调养健康，该怎么做才能吃出全家人的健康呢？有一个必须遵守的基本原则——膳食平衡。针对现在人们饮食普遍比较精细的特点来说，就是要粗粮和细粮搭配。不同品种的粮食，其性味不同，营养价值也不尽相同。粗细粮均有丰富的营养，搭配吃对健康有利。相对于精白米面来讲，粗粮中的 B 族维生素、矿物质等含量更加丰富。粗粮可以减慢淀粉的吸收和利用，可以降低血糖，有利于糖尿病患者血糖的控制；也有助于降低患缺血性中风的危险。粗粮含有较多膳食纤维，能吸水，增加粪便体积，促进肠蠕动，防止便秘，防治痔疮；还可以增加饱腹感，对减肥有利；且能降低血清胆固醇，预防高脂血症、冠心病及胆石症。膳食纤维还可以黏着和稀释致癌物，缩短致癌物在肠道的存留时间，减少癌症的发生。研究显示，每周至少吃 3 次粗粮，更有益于健康。

◉ 荤素搭配

偏荤是很多人的共同饮食趋向，也因此衍生了肥胖症、高血压、糖尿病、高血脂、脂肪肝等越来越多的富贵病。正所谓"鱼生火，肉生痰"。鱼和肉中诚然含有非常丰富的优质蛋白以及人体容易缺乏的维生素和微量元素。但是食用的时候一定要有节制，它们只能起到一定的补益作用，而不能天天当做粮食吃。反过来说，素食中除了豆类含有丰富的蛋白质外，其他食物中蛋白质含量均较少，且被人体利用的价值较低。所以，一些人一味追求饮食清淡以求健康的做法同样是不可取的。人体健康的主要因素不在于吃荤吃素，而在于吃什么和吃多少，也就是人体所需的营养成分是不是平衡、是不是适量。根据身体的营养需求，调整饮食结构，注意荤素食物之间的平衡，达到"收入"和"支出"的相等，才能达到营养身体、预防疾病的目的。

●干稀搭配

主食干稀搭配，不仅有利于消化，而且富有营养。我国传统饮食就有喝粥、喝汤的习惯。粥和汤的主要作用是滋润脾胃，帮助消化，促进食欲。

●不贪好、不贪多

早在 20 世纪 30 年代，营养学家就提出，在保证营养的前提下，应限制热量摄入，长期处于微饥饿状态的人的寿命，要比终日饱食者的寿命长 20% 以上，说明节制饮食对长寿有重要意义。关于这个问题，在我国古代就有了论述。被后世誉为"医书始祖"的《黄帝内经》指出："饮食有节，度百岁乃去"；"饮食自倍，肠胃乃伤"。意思就是说，如果在饮食上能有节制的话，就可以长寿；反之，如果放纵自己的饮食量，则会影响到身体健康。

食物有"四性"，要顺着"性子"吃

所谓四性，就是指食物的寒、热、温、凉这四种不同的性质。《神农本草经》记载："疗寒以热药，疗热以寒药"，就明确指出了不同性味的食物有着不同的食疗功效。

食物的四性是根据吃完食物后对身体产生的作用来划分的。一般来说，属于寒性或凉性的食物，与具有寒、凉性质的药物一样，食用后能起到清热泻火，甚至解毒的作用，对热证、火证有辅助治疗作用，如西瓜、苦瓜、黄瓜、茄子、冬瓜、苋菜等均属此类。相反，属于热性或温性的蔬菜，食用后能起到温中、补虚、驱寒、助阳、益肾等作用，可以辅助治疗寒症、虚证（阴虚除外），如姜、大葱、辣椒、洋葱、茴香、韭菜、大蒜等均属此类。

所谓的"寒"和"凉"、"热"和"温"有其共性，只是在程度上有所不同。"温"的程度要轻于"热"，"凉"的程度要轻于"寒"。而如果产生的作用不温不热、不寒不凉，则可将其归属于"平"性，如南瓜、香菇等均属此类。平性食物具有健脾开胃、强壮补益的作用。

此外，食物的属性除了寒、凉、温、热、平以外，还有一种"偏性"的说法。所谓偏性，就是指某种食物的性质偏向于某一方，如竹笋，其性微寒，与"性寒"在程度上是有所区别的。

中医认为，每种食物都有其特定的性味归经，不同的性味归经对身体的作用和功效不同。所以，什么情况下该吃什么食物是有讲究的。只有掌握了食物的四性，才能做到有的放矢，越吃越健康。正如《黄帝内经》中记载："寒者热之，热者寒之。"即凡是患寒性疾病的人应该多食用性温、热的食物，少吃寒性、凉性食物。凡是患热性疾病的人应该多食用性寒、凉的食物，少吃热性、温性食物，以免上火，引起口干舌燥、便秘等症状。

我们平日里在选择食物方面，如果能稍微注意一下食物的性质，做到冷热平衡，保健效果会更加理想。在烹制寒凉性食物时，可同时食用温热性的酒、醋、香辛料来调味。例如，在吃螃蟹时就可以加生姜、芥末、葱和醋。生姜、芥末之温可解螃蟹之寒，能温中、止呕、解毒，以防食蟹中毒。醋性温，也有解毒功能；在吃火锅时，性燥热的肉类、香辛料、油脂较多，可与西瓜、葡萄、白菜、冬瓜、藕等寒凉性蔬菜搭配，这样便可避免上火。

"酸、甘、苦、辛、咸"，五味要吃对

食物的五味，就是指食物的甘、酸、苦、辛、咸五种味道。五味分别对应人体五脏，起着不同的作用。

● 甘味

甘味食物有补养身体、缓和痉挛、调和性味的功效。现代研究表明，甘味是口腔最能接受的味道，可使食物容易入口，因此能增进食欲、消除紧张，而且甘味可以解毒、开胃、生津。但食用过多会引起血糖升高、胆固醇增加、导致糖尿病等。

代表食物：橘子、哈密瓜、白菜、玉米、芋头、甘薯、西瓜等。

● 酸味

酸味有收敛、固涩作用，适宜久泻、久痢、久咳、久喘、多汗、虚汗、尿频、遗精、滑精等遗泄患者食用。酸味还能增进食欲，健脾开胃，增强肝脏功能，提高钙、磷的吸收率。但也不可过食，否则会导致消化功能紊乱。

代表食物：乌梅、山楂、杏、番茄、石榴、柠檬等。

● 苦味

苦味食物有清热、泻火、除燥湿和利尿的作用，与心对应，可增强心脏的功能，多用于治疗热证、湿证等病症，但食用过量，也会导致消化不良。

代表食物：桃仁、白果、百合、青果、苦瓜、茶叶、杏仁等。

◉辛味

一般而言，辛味食物有宣发、发散、行气血、润燥的作用，可以促进肠胃蠕动，促进血液循环，更适合有表证、气血瘀滞证或肾燥等病症的人食用。辛味还有健脾和胃的功效。但过量会使肺气过盛，所以有痔疮、便秘的人要少吃。

代表食物：生姜、辣椒、花椒、芥菜、葱等。

◉咸味

咸味食物有通便补肾、补阴益血、软化体内酸性肿块的作用，常用于治疗热结、便秘等症。当发生呕吐、腹泻不止时，适当补充些淡盐水可有效防止虚脱。但有心脏病、肾脏病、高血压的患者不能多吃。

代表食物：苋菜、海带、蟹肉、海蜇、鸭肉、盐、酱等。

传统中医学认为，五味入口也，各有所走，各有所病。肝病禁辛，心病禁咸，脾病禁酸，肾病禁甘，肺病禁苦。

总之，每种食物都有不同的"性味"，不能将它们孤立起来，否则食之不当，就会给人带来不利后果。只有将食物的"性"和"味"结合起来，才能准确理解食物的功效，在饮食中吃得更合理、更科学，取得药食兼用的功效。

五色食物养五脏，"好色"才能选对食材

对于美味的食物，我们通常用"色香味俱全"来形容，但要达到真正的"色"，可不仅仅是摆出来的样子好看而已。

食物的五色包括黄、红、绿、黑、白五大类，每一种颜色的食物的功效都各不相同。与中医五行说对应后就是：黄色属土，是脾之色；红色属火，是心之色；绿色属木，是肝之色；黑色属水，是肾之色；白色属金，是肺之色。我们平日里食用时应根据自身的需要来选择和组合。只要均衡合理地食用这五种颜色的食物，就能平衡滋养五脏，增强身体的抵抗力与自愈力，延年益寿。

◉黄色

黄色食物摄入后，其营养物质主要集中在脾胃区域。因此，常吃黄色食物对脾胃大有裨益。黄色食物的优势在于富含维生素 A 和维生素 D。维生素 A 能保护胃肠黏膜，防止胃炎、胃溃疡等疾病的发生；维生素 D 则能促进人体对钙、磷两种矿物质的吸收。

代表食物：玉米、土豆、橘子、橙子、韭黄、香蕉、木瓜等。

◎红色

红色的食物在视觉上能给人以刺激，让人胃口大开，精神振奋。因此，红色食物是抑郁症患者的首选食物。同时，红色作用于心，能减轻疲劳，激发食欲，令人精神状态变好，增强自信及意志力。

代表食物：牛肉、羊肉、樱桃、柿子、草莓、红辣椒、枸杞子等。

◎绿色

绿色入肝，多食绿色食物具有舒肝、强肝的功能，它是人体的"排毒剂"，能起到调节脾胃消化吸收的作用。绿色食物还是钙元素的最佳来源，对于处在生长发育期的儿童和患有骨质疏松症的人，绿色蔬菜无疑是补钙佳品。

代表食物：黄瓜、韭菜、茼蒿、莴笋、青辣椒、油菜等。

◎黑色

黑色食物不仅给人质朴、味浓的食欲感，而且补肾作用突出。经常食用黑色食物，可调节人体生理功能，刺激消化系统，促进唾液分泌，促进胃肠消化，增强造血功能。同时，黑色食物富含大量的微量元素及亚油酸等物质，可抵抗衰老，美容养颜。

代表食物：黑米、黑木耳、黑芝麻、黑枣、香菇、海带、黑豆等。

◎白色

白色食物具有润肺的功效，给人一种质洁、鲜嫩的感觉，常食之对调节视觉和安定情绪有一定作用，对预防高血压、心脏病也大有益处。大多数白色食物都含有丰富的蛋白质、糖类、维生素等营养成分，经常食用既能消除身体的疲劳，又可促进疾病的康复。

代表食物：茭白、山药、糯米、鸡肉、白萝卜、银耳、荔枝、豆腐等。

顺应时令，四季养生各不同

春夏秋冬，一年四季，气候的变化对我们人体会产生不同程度的影响，我们的身体内部也会进行适应性的改变，这就需要我们随之调整饮食结构来充分补充人体所需要的营养，以应对季节的变化。

◎春季：养肝为先

中医认为，春天是阳气上升的季节，需要养阳气，要多吃温性食物，如葱、大蒜、韭菜、羊肉等。同时，春天还是养肝护肝的好季节，应多吃些绿色蔬菜等富含叶绿素、叶酸、多种维生素和细菌抑制因子的食物，以补阳杀菌，提高免疫力，有效帮助身体排毒，增强肝脏的解毒能力。

◉夏季：养心健脾

夏季养生以养心助阳为主，生津健脾为辅。夏季心火当令，人们大多心火过旺而肾气不足。苦味可入心经而降泻心火，所以夏季要适当地多吃苦味食品。另外，夏天人体消耗较大，需要加强脾的工作，才能不断地从食物中吸收营养。同时，夏天人们大量食冷饮和瓜果，又很容易损伤脾胃，所以夏季饮食还要注意健脾胃。

◉秋季：润燥养肺

秋季阳气渐收，阴气渐长，人体的阳气随之内收，所以秋季养生必须注意保养内存的阳气。秋天是肺经当令之时。肺喜润特别怕干燥，所以秋天的气候对肺的损伤影响比较大，饮食上要特别注意润燥生津，滋阴养肺，宜收不宜散，尽量少吃葱、姜等辛味食品，而多吃清热生津、养阴润肺的酸味食物。补水是秋季养肺的重要措施之一，早晨也可以多喝点粥。

◉冬季：滋阴养肾

冬季饮食对正常人来说，既不宜生冷，也不宜燥热，最宜食用滋阴潜阳、热量较高的膳食。为避免维生素缺乏，应摄取新鲜蔬菜。冬季阳气衰微，腠理闭塞，很少出汗，应减少食盐的摄入量，以减轻肾脏的负担。具体地说，在冬季为了保阴潜阳，宜食谷类、羊肉、鳖、龟、木耳等食品，宜食热饮食，以保护阳气。由于冬季重于养"藏"，所以此时进补是最好的时机。

不同体质，食材养生有侧重

人的体质有不同的属性，有的偏热，有的偏寒。同样，食物也有不同的天然属性：温、热、寒、凉、平。不同体质的人应选择与其体质相宜的食物，如内热重的人多选平性或寒凉性的食物，脾胃虚寒的人多选温热或平性的食物。平性食品适应面宽，无论什么体质的人都可以食用。

◉平和体质

平和体质是公认的最稳定、最健康的体质，这一体质的人普遍体态适中、面色红润、精力充沛、脏腑功能状态健康良好。要想让机体始终保持平和体质，良好的先天禀赋和悉心的后天调养缺一不可。也就是说，平和体质的人虽说已经拥有了最健康的体质，同样不能忽视从外界吸取营养物质，只有这样，阴阳气血才能始终保持平衡。而要实现对营养物质的吸取，正常的脾胃功能是最基本的要求。所以，平和体质的人首先要注意保持脾胃的平衡。

◉气虚体质

气虚体质的人具有元气不足、脏腑功能衰弱、抗病力不强的生理特征。气虚体质的人多由于先天禀赋薄弱，或后天调养不当，或久病不复所致。气虚体质者的养生关键在于补气，肾为元气之根，脾为生气之源，故补气重在补脾益肾，宜吃有补气作用、性平味甘或甘温食物，宜吃营养丰富、容易消化的平补食物。忌吃破气、耗气食物，忌食生冷寒凉食物及油腻、辛辣物。当然，也不要选用过于辛热的食物，以防上火。

◉阳虚体质

阳虚体质又称"虚寒体质"，是指人体内的阳气不足，多以畏寒肢冷、手足不温等虚寒表现为主要特征。阳虚体质者的养生原则为温阳祛寒、温补脾胃。阳虚体质者关键在于补阳，而五脏之中，肾为一身的阳气之根，脾为阳气生化之源，故当着重补之。阳虚体质的人平时要多食用具有壮阳作用的食物，以补充身体的热量与阳气，忌吃冰冻食品，以帮助体内阳气的恢复。同时，阳虚体质的人体内寒凉，可以多吃一些驱寒的食物，如胡椒、茴香、丁香、辣椒、花椒等。

◉阴虚体质

阴虚体质是指阴血不足，以口燥咽干、手足心热等虚热表现为主要特征。阴虚体质者养生的第一要务就是补阴。五脏之中，肝藏血，肾藏精，同居下焦，所以，补阴应以滋养肝肾二脏为要。凡阴虚体质者，宜多吃些清补类食物，宜食甘凉滋润、生津养阴的食品。但不能无节制地吃寒凉的食物，以免伤及脾胃。宜吃新鲜蔬菜水果、纤维素及维生素较高的食物及富含优质蛋白质的食物。对于辛辣燥烈之品，则要少吃。煎炸炒爆、性热上火、脂肪、糖类含量过高的食物也要少吃。

◉湿热体质

湿热体质是以湿热内蕴为主要特征的体质状态。湿热体质的人体内既有湿，又有热，湿、热并存。因热往往依附湿而存在，所以，湿热体质的人应以化湿、清热为总原则，注意饮食调理，首先弄清湿热产生的原因，避免水湿内停或湿从外入。平时宜多食用祛湿除热、清利化湿的食品。不宜暴饮暴食、酗酒，少吃肥腻食品、甜味品，以保持良好的消化功能。另外，中医学认为，阴虚生内热，脾虚而不得化湿，因此在饮食上还要注意补阴而不伤脾，健脾滋阴而祛湿退热。

◎痰湿体质

痰湿体质的人大多形体肥胖，嗜食肥甘，神倦，懒动，嗜睡，身重如裹，口中黏腻或便溏，脉濡或滑，舌体胖，苔滑腻。脾是生痰之源，所以痰湿体质者养生重在健脾祛湿。可以常吃健脾祛湿的食物，如山药、薏米、鲫鱼、生姜等，还可以吃一些偏温燥的食物。应该少吃酸性的、寒凉的、腻滞的和生涩的东西，特别是要少吃酸性的食物。体形肥胖的痰湿体质者，尤应忌食肥甘厚味、滋补油腻，宜忌酸涩苦寒之品，可食用一些既能充饥，热量又不太高的主食和副食。

◎气郁体质

气郁体质是指由于长期情志不畅、气机郁滞而形成的以性格内向不稳定、忧郁脆弱、敏感多疑为主要表现的体质状态。气郁体质者在饮食调理方面要本着理气解郁、调理脾胃的原则选食物，平时加强饮食调补，健脾养心安神；可少量饮酒，以活动血脉，提高情绪；多食一些能行气的食物，以蔬菜和营养丰富的鱼、瘦肉、乳类、豆制品为宜。应少食收敛酸涩之物，以免阻滞气机。也不可多食冰冷食品及肥甘厚味。

◎血瘀体质

全身性的血脉不畅通，营养无法到达皮肤、关节、肢体下端，新陈代谢低下，身体堆积废物过多，就会出现血瘀倾向，进而形成血瘀体质。血瘀体质的人面色晦滞，口唇色暗，眼眶黯黑，肌肤甲错，易出血，舌紫暗或有瘀点，脉细涩或结代。在日常饮食中，血瘀体质的人要多食用温热性食材，以促进血液运行，加速新陈代谢，少吃酸涩、寒凉的食物，且应注意不要使身体受寒，以免加重血瘀体质。

◎特禀体质

特禀体质又称特禀型生理缺陷、过敏。所谓"特"，就是特殊禀赋的意思。特禀体质是由遗传因素和先天因素共同导致的一种状态特殊的体质，过敏体质、遗传病体质、胎传体质等都属于特禀体质。特禀体质者在饮食上宜清淡、均衡，粗细搭配适当，荤素搭配合理，多吃具有益气固表作用的食物。

食物怎么吃最健康

对于食物的搭配，中医在两千多年前就有所论述。并非所有食物都可以同时食用。正所谓"搭配得宜能益体，搭配失宜则成疾"。换句话说，食物也有"相克"的时候，我们只有通过食物的合理搭配才能提高膳食营养价值和饮食质量，进而增强人体健康。

◉多摄入膳食纤维

荤菜不含膳食纤维，而畜禽水产等也都是精细的"少渣食品"，吃多了会造成便秘，粪便等毒废物在肠道内滞留的时间过长，会增加肠黏膜对毒素的吸收，这样就容易诱发结肠癌。而粗纤维食物则属于"多渣食品"，多吃这类食物能消除"少渣食品"对人体造成的危害。

◉酸碱平衡

健康人体必须保持微碱性状态，以 pH 值在 7.3 左右为宜。如果人体血液呈酸性，血黏度和胆固醇都比较高，人就容易疲劳，同时人体的抵抗力也会下降。而荤菜几乎都是酸性食品（奶类、血制品例外），富含蛋白质、碳水化合物、脂肪等，节日饮食切莫餐餐都只吃大鱼大肉，要有碱性食物搭配着吃，以求人体的酸碱平衡。

◉低钠饮食

我国居民的食盐摄入量原本就偏高，是世界卫生组织建议量的 2 倍以上。节日期间副食吃多了，食盐的摄入量更多，然后血液中的钠含量就会更高，这不利于人体保持正常的血压。而钾是钠的克星，它能排出人体内多余的钠。

◉食不厌杂

杂，意在食物要多样。目的是通过食物多样化的途径，实现营养全面性的目标。"杂"主要指的是食物的种类要多，跨度要大，属性远，一般人的膳食每日的食物种类应在 30 种以上。

◉饮食宜清淡

清淡饮食指的是少油、少糖、少盐、不辛辣的饮食，也就是口味比较清淡。从营养学角度，清淡饮食最能体现食物的真味，最大程度地保存食物的营养成分。

Part2

揭秘各类食材中的养生密码

五谷类

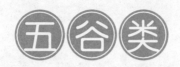

JING MI

粳 米

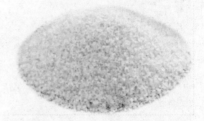

别　名 大米、稻米。

性味归经 味甘、苦，性平；入脾、胃经。

养生功效 粳米是人体摄取 B 族维生素的主要来源，能起到预防脚气病、消除口腔炎症的功效。粳米中还含有糖类，所以也是人体热量的主要来源。粳米中的粗纤维有助于肠胃蠕动，对便秘、胃病等都有一定疗效。粳米汤益气、养阴、润燥，能刺激胃液的分泌，帮助消化，并对脂肪的吸收有促进作用。

选购窍门 优质的粳米颗粒整齐，富有光泽，干燥无虫，无沙粒，米灰、碎米都极少，闻起来有清香味，无霉变味。

食用宜忌

粳米 + 绿豆　✔　清热止渴，补中健脾。

粳米 + 桑葚　✔　补肝益肾，养血润燥。

粳米 + 马肉　✘　易引发心绞痛。

粳米 + 碱　✘　破坏粳米中的维生素 B_1，导致维生素 B_1 缺乏。

养生食谱

粳米葱白粥

原料 粳米 60 克，葱白 50 克，生姜、米醋各适量。

做 法 将葱白、粳米、生姜共煮粥，粥成后加米醋，即成。

功 效 宣肺散寒，止咳平喘。适用于糖尿病并发气管炎、属风寒犯肺者。

食疗验方

腹泻 粳米磨成粉，炒焦，每服 5 克，一日 3 次。

自汗不止 粳米磨粉，代替扑粉，经常扑身。

心气痛 粳米 100 克，加水 2000 毫升，煮沸，分 6 ~ 7 次服下。

YU MI

玉 米

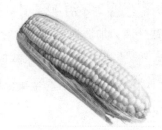

别 名 苞谷、苞米、玉蜀黍。

性味归经 味甘、淡，性平；入胃、肾经。

养生功效 玉米中含有的黄体素、玉米黄质，可以有效对抗眼部细胞老化，提高视力。玉米油可降低人体血液中胆固醇的含量，预防高血压和冠心病的发生。玉米中谷氨酸含量较高，能帮助促进脑细胞代谢，因此常吃玉米尤其是鲜玉米，具有健脑作用。玉米胚尖所含的营养物质能促进人体新陈代谢，调整神经系统功能，还能抑制、延缓皱纹的产生，使人的皮肤细嫩光滑。

选购窍门 颜色越深的玉米越老。用指甲掐玉米粒，越软的越嫩。

食用宜忌

玉米＋食碱　✓　利于营养素吸收。

玉米＋松子　✓　预防心脑血管疾病。

玉米＋牡蛎　✗　阻碍锌的吸收。

玉米＋田螺　✗　易导致中毒。

养生食谱

玉米莲子饮

原料 嫩玉米粒 150 克，干莲子 20 克，冰糖 50 克。

做法 将莲子用清水泡软，用牙签捅去莲心，再将莲子、玉米粒一同放入炖盅，文火炖至莲子软熟，加入冰糖熬化即成。可热饮，也可凉服。

功效 益脾胃，止泻痢。

食疗验方

高血压 玉米须 30 克，洗净，加水 500 毫升，小火煮 30 分钟，静置片刻，滤取汁液，加糖适量饮用。

疮癣 玉米 250 克，水熬取汁，浓缩成膏，涂抹患处。

咳嗽 玉米 30 克，玉米须 15 克，加水适量，煎汤代茶饮。

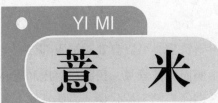

YI MI

薏 米

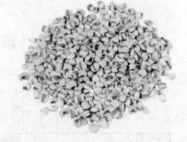

别 名 薏苡仁、苡米、苡仁。

性味归经 性微寒，味甘、淡；入脾、胃、肺经。

养生功效 薏米中含有多种维生素和矿物质，热量较高，有促进新陈代谢和减少胃肠负担的作用，可作为病中或病后体弱病人的补益食品。薏米中的硒元素能有效抑制癌细胞的增殖，所以薏米还有抗癌的作用。薏米可清热利尿，增强肾功能，对浮肿病人很有好处。

选购窍门 好的薏米坚实，有光泽，颗粒饱满，颜色呈白色或黄白色，味甘、淡或微甜。

食用宜忌

薏米 + 银耳	√	滋补生津。
薏米 + 冬瓜	√	清暑利湿。
薏米 + 猪肝	✕	猪肝中的铁会妨碍人体对薏米中维生素 E 的吸收。
薏米 + 杏仁	✕	易使人呕吐、泄泻。

养生食谱

冬苋菜薏米粥

原料 薏米 100 克，冬苋菜 150 克，白糖适量。

做法 薏米淘洗干净，加水烧开，转小火熬至粥将熟时下入洗净切碎的冬苋菜和白糖，继续熬煮至粥熟即可。分 2 次空腹温热食用。

功效 适用于肺脓疡咳嗽，痰稠腥臭，脚气病及小便短赤。

食疗验方

肺痿咳吐脓血 薏米、山药各 60 克，捣为粗末，加水煮至烂熟，再取柿饼 25 克切碎，调入溶化，随意食用。

粉刺 鲜奶煮沸，加入适量薏米粉，搅拌均匀后食用。

脚气病 薏米、红豆、黄豆各 20 克，熬成汤汁，泡脚。

NUO MI

糯　米

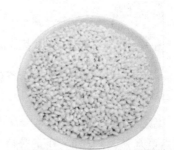

别　名 江米、元米。

性味归经 味甘、苦，性温；入脾、胃、肺经。

养生功效 糯米中含有蛋白质、脂肪、糖类、钙、磷、铁、维生素 B_1、

维生素 B_2 等众多营养成分，是温补强壮的佳品，对食欲不佳、腹胀、腹泻均能起到一定的缓解作用。糯米还有收涩作用，对尿频、盗汗有较好的食疗效果。

选购窍门 以颜色白皙、米粒较大、颗粒均匀、有米香、无杂质者为佳。

食用宜忌

糯米 + 莲子 ✓ 益气和胃，补脾养肺，强健骨骼和牙齿。

糯米 + 黑芝麻 ✓ 补脾胃，益肝肾。

糯米 + 生蛋清 ✗ 会降低糯米的营养价值。

糯米 + 苹果 ✗ 会导致腹痛、恶心、呕吐。

养生食谱

香菇糯米饭

原料 糯米 400 克，猪里脊肉 100 克，鲜香菇 70 克，干紫菜 10 克，虾米、姜、料酒、精盐、香油、酱油、食用油各适量。

做法 糯米淘洗干净，浸泡一晚，控干水分，上笼蒸约 40 分钟。紫菜和虾米泡软，紫菜切成细末，香菇去蒂切丝，姜切末，猪肉切丝。锅内放油烧热，下姜和猪肉丝炒散，放虾米、香菇、紫菜，炒出香味后，用料酒、酱油、精盐、香油调味，最后放入糯米饭炒匀即可。

功效 益气健脾，补中养元，促进血液循环和蛋白质合成。

食疗验方

消渴溲多 糯米煮汤代茶饮。

下痢噤口 糯米炒香，用姜汁拌湿，再炒熟研末，每次 1 匙，米汤调食，一日 3 次。

感冒 糯米 100 克，生姜片 15 克，加水 400 毫升入锅中煮沸，放入 7 个葱根煮至米熟，加米醋 30 毫升搅匀，饭后半小时服用。

XIAO MI
小 米

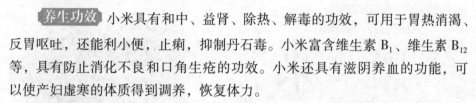

别　名 谷子、粟米、粟谷。

性味归经 性微寒，味甘；入脾、胃、肾经。

养生功效 小米具有和中、益肾、除热、解毒的功效，可用于胃热消渴、反胃呕吐，还能利小便，止痢，抑制丹石毒。小米富含维生素 B_1、维生素 B_{12} 等，具有防止消化不良和口角生疮的功效。小米还具有滋阴养血的功能，可以使产妇虚寒的体质得到调养，恢复体力。

选购窍门 优质的小米大小、颜色均匀，呈乳白色、黄色或金黄色，有光泽，很少有碎米，无虫，无杂质，有清香味，味微甜。

食用宜忌

小米＋鸡蛋　✓　可促进人体对蛋白质的吸收。

小米＋桂圆　✓　补血安神。

小米＋醋　✗　降低营养价值。

小米＋杏仁　✗　使人呕吐、泄泻。

养生食谱

芹菜小米粥

原料 芹菜、小米、粳米、调味品各适量。

做法 芹菜去根、洗净，切碎末；小米洗净，浸泡20分钟，捞出；粳米洗净，浸泡30分钟，与小米同下锅中，加入适量水，大火煮成粥。粥至八分熟时放入芹菜，继续熬煮至粥熟，加调味品调味即可。

功效 调理肠胃，改善睡眠，适用于睡眠不实、脾胃不和。

食疗验方

失眠 小米 100 克，入锅中，加水煮粥，熟后加入枣仁末 15 克，加蜂蜜调匀即可，一日 2 次。

汤火灼伤 小米炒熟后，加水澄清，滤出汁后煎熬至稠，晾凉，频频敷患处。

血虚诸症 小米 100 克，花生 50 克，同煮粥，每日 1 次。

HEI MI

黑 米

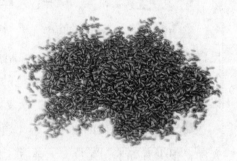

别 名 贡米、药米、乌米。

性味归经 性温，味甘；入脾、肝、肾经。

养生功效 黑米含有丰富的铁元素，能有效辅助治疗缺铁性贫血，也是女性补血益气的食疗佳品。黑米具有清除自由基、改善缺铁性贫血、抗应激反应以及免疫调节等多种生理功能。黑米中的黄酮类化合物能维持血管正常的渗透压，减轻血管脆性，防止血管破裂和止血。黑米还有抗菌、降低血压、抑制癌细胞生长、改善心肌营养、降低心肌耗氧量等功效。

选购窍门 优质黑米有光泽，米粒大小均匀、颜色有深有浅，表面米皮为黑色，米心是白色，米上有米沟，手摸时不掉色，用温水泡后有天然米香。

食用宜忌

黑米+大枣 √ 补血养颜。

黑米+生姜 √ 降胃火。

黑米+四环素类药物 ✕ 黑米会影响人体对四环素类药物的吸收而降低其疗效。

养生食谱

黑米豌豆饭

原料 黑米、玉米粒、豌豆、红豆、葡萄干、白糖、蜂蜜、植物油各适量。

做法 黑米蒸熟备用。蜂蜜倒入热油锅中炒黏稠，放入熟烂的黑米饭炒匀（可加少许水），装入模具扣盘中。将泡发的玉米粒、豌豆、红豆、葡萄干煮熟，捞出沥干。另起锅热油，将白糖炒化，投入处理好的玉米粒、豌豆、红豆、葡萄干，翻炒均匀后，浇在黑米上即可。

功效 生津止渴，除烦，调理肠胃。

食疗验方

贫血 黑米100克煮粥，粥熟后加入牛奶、糖各适量，煮开即可。

血虚诸症 先将黑米煮粥，待粥将熟时，放入捣碎的阿胶，边煮边搅匀，稍煮沸即可。

支气管哮喘 黑米150克，鲜姜9克，红枣2个，加水煮粥。

XIAO MAI
小　麦

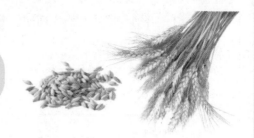

别　名 麦子、浮小麦。

性味归经 性凉，味甘；入心、脾、肾经。

养生功效 中医认为，小麦有养心安神的作用，适用于神志不宁、失眠等症。小麦中所含的维生素B和维生素E，有保护人体血液、心脏和神经系统正常工作的功效。更年期妇女使用未精制的小麦能缓解更年期综合征。进食全麦可以降低血液循环中的雌激素的含量,从而达到防治乳腺癌的目的。小麦淀粉有消炎、止痛、祛湿的作用。

选购窍门 选购小麦时应挑选干净、无霉变、虫蛀、发芽的优质小麦,子粒要饱满、圆润。

食用宜忌

小麦 + 荞麦	√	营养更全面。
小麦 + 红枣	√	养心血,止虚汗,益气血,健脾胃。
小麦 + 枇杷	✗	易生痰。
小麦 + 小米	✗	均为性凉食物,不可同食。

养生食谱

三合面发糕

原料 面粉 300 克,黄豆粉、玉米面各 150 克,红枣、青梅、酵母各适量。

做法 将玉米面放入盆内,倒入八成热的水边搅边烫,晾凉后与面粉掺在一起,加入酵母,用温水和成稀软面团。将红枣用开水泡开,洗净,去核,与青梅同切小条。将面团掺入黄豆粉揉匀,加入红枣条、青梅条拌匀。蒸锅内倒水,烧沸后铺好屉布,倒入面团,蘸水拍匀,再用小刀蘸水割成小方块,大火蒸熟即可。

功效 健脾开胃,养心益气。

食疗验方

虚寒白痢日久 小麦面炒老黄色,和粥食。

腹泻 小麦粉 30 克,炒黑,用红糖水冲服。

火燎成疮 炒面,入栀子仁末,和油调(涂)之。

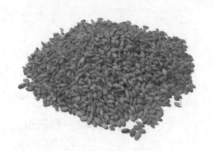

DA MAI

大　麦

别　名 牟麦、饭麦。

性味归经 味甘、咸，性凉；入脾、胃经。

养生功效 大麦中的维生素 B_1、维生素 B_2 和烟酸，对脚气病等营养素缺乏病有防治作用；尿囊素可促进溃疡愈合。大麦中膳食纤维的含量高达 9% ~ 10%，比燕麦和荞麦还高，可防治老年心血管疾病。胃炎及胃十二指肠溃疡患者在溃疡活动期间多吃些大麦面食，可收到辅助治疗作用。

选购窍门 优质的大麦颗粒饱满、完整，色泽黄褐，有淡淡的坚果香味。

食用宜忌

大麦＋粳米　✓　补益脾胃。

大麦＋红枣　✓　相互促进营养吸收。

养生食谱

羊肉大麦面片

原料 羊肉、大麦面各 150 克，草果 1 个，黄豆粉 100 克，胡椒粉、精盐、味精各适量。

做法 将羊肉、草果洗净，撕掉羊肉表面的白色筋膜。将大麦面、黄豆粉混合在一起，加水揉成面团，再擀成面片备用。将羊肉放入锅内，加入适量清水，大火烧沸后转用小火煮至柔嫩，然后将羊肉捞出，再放入面片、草果，煮熟后放入羊肉，再加入胡椒粉、精盐、味精调味即可。

功效 补虚益气，温中暖阳，祛瘀活血，适用于慢性气管炎、支气管哮喘、慢性前列腺炎、阳痿、早泄等病症。

食疗验方

产后大小便不通 取大麦芽适量，干炒后研成细末。每次用开水送服 10 克。

消化不良，饱闷腹胀 大麦芽、神曲各 15 克，水煎服，连服 7 日。

卒小便淋涩痛 大麦 150 克，加水 200 毫升，煎取 100 毫升，去滓，入生姜汁、蜜各 50 克，相和。食前分为三服服之。

YAN MAI

燕 麦

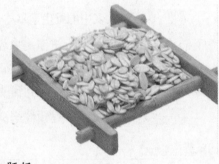

别 名 莜麦、玉麦、野麦。

性味归经 性平，味甘；入脾、胃、肝经。

养生功效 中医认为，燕麦具有健脾益气、补虚止汗、养胃润肠等功效，适用于肝胃不和所致的食少纳差、大便不畅等症。燕麦可以有效降低人体胆固醇，经常食用，可对心脑血管疾病起到一定的预防作用，对脂肪肝、糖尿病、浮肿、便秘等也有辅助疗效。

选购窍门 优质的燕麦色泽鲜亮、颗粒饱满、无杂质、无破瓣、无虫蛀、无哈喇味，有正常的香气和口味。

食用宜忌

燕麦+牛奶 ∨ 降脂、减肥。

燕麦+香芋 ∨ 健脾益气、养胃润肠、补虚止汗。

燕麦+红薯 ✕ 易导致胃痉挛、胀气。

燕麦+菠菜 ✕ 降低钙的吸收。

养生食谱

牛蒡燕麦粥

原料 燕麦、芹菜、高汤、牛蒡、胡萝卜、精盐、香油各适量。

做法 燕麦浸泡12小时；牛蒡及胡萝卜洗净，削皮，切成丁；芹菜切末。将燕麦加入高汤中煮成粥，加入处理好的牛蒡、胡萝卜煮熟，下精盐、香油调味，最后撒上芹菜末即成。

功效 清肠通便。

食疗验方

自汗、盗汗 燕麦30克，水煎去渣，分2次服，服食时可加适量白糖。

汗出不止 燕麦全草50克，水煎服，或加米糠15克。

皮癣 将燕麦和鲜牛奶混合成糊状，涂在脸上10～15分钟。先用温水清洗，再用冷水清洗，每日1次。

● QIAO MAI

荞 麦

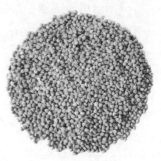

别名 花荞、乌麦、三角麦。

性味归经 味甘、平，性寒；入胃、大肠经。

养生功效 荞麦特别是苦荞麦，营养价值居所有粮食作物之首，并且含有其他粮食作物所缺乏的特种微量元素及药用成分，对现代"文明病"及几乎所有中老年心脑血管疾病均有预防和治疗功能。荞麦含有丰富的维生素E和可溶性膳食纤维，同时还含有烟酸和芦丁，有降低人体血脂和胆固醇、软化血管、保护视力和预防脑血管出血的作用。

选购窍门 优质的荞麦粒大小均匀、质实饱满、有光泽。

食用宜忌

荞麦+羊肉	√	荞麦性寒凉，羊肉性温热，二者同食，可寒热互补。
荞麦+螃蟹	√	促进磷的吸收，保持骨骼及牙齿健康。
荞麦+猪肝	✗	会影响消化，易引发痼疾。
荞麦+猪肉	✗	同食令人落毛发。

养生食谱

荞麦萝卜汤

原料 荞麦100克，萝卜250克，精盐、味精、香油各适量。

做法 将荞麦洗净，加水大火烧开，再将萝卜洗净，切块，同精盐一起下入，转小火炖至酥烂，下味精，淋香油即成。分2~3次空腹温热食用。

功效 适用于脾胃不和、腹部胀满、嗳气。

食疗验方

久泻不愈 荞麦适量，炒后碾成末，温水冲服。每次6克，每日2次。

高血压 鲜荞麦叶50~100克，藕节3~4个，冰糖适量，用水煎服。

绞肠痧痛 荞麦面一撮。炒黄，水煎服。

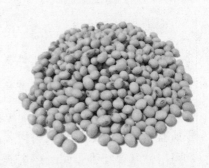

● HUANG DOU

黄 豆

别 名 大豆、枝豆、黄大豆。

性味归经 味甘，性温；入胃、大肠经。

养生功效 黄豆可促进脑细胞的发育，增强记忆力，增加骨密度，促进骨骼健康，还能抑制血管紧张素转换酶的活性，有效控制高血压。黄豆中的不饱和脂肪酸有降低血液中胆固醇及防止动脉硬化的功效。黄豆对于改善皮肤干燥粗糙、头发干枯也大有好处，可提高肌肤新陈代谢，促进机体排毒，令肌肤保持青春。

选购窍门 以豆粒质地坚硬、饱满均匀、颜色润泽光亮、无虫害、无霉变、无挂丝者为佳。

食用宜忌

黄豆＋排骨　√　有益于补铁。

黄豆＋茄子　√　可保护血管。

黄豆＋酸奶　✗　会影响酸奶中钙质的吸收。

黄豆＋猪血　✗　会导致消化不良。

养生食谱

豆浆小米粥

原料 黄豆浆 150 毫升，小米 50 克。

做法 将小米淘洗干净，放入砂锅，加水适量，大火煮沸后，改用小火煨煮成稠粥，至粥将成时，调入豆浆，搅拌均匀，煨煮至无豆腥味即可。

功效 补虚益气，润燥降糖，适用于消化不良、慢性胃炎、糖尿病等症。

食疗验方

妊娠高血压 黄豆芽水煮 3~4 小时，温服数次。

习惯性便秘 黄豆皮 120 克，用水煎汤，分 3 次服用。

带下 豆浆 1 碗，白果仁 10 粒捣碎，冲入豆浆内炖温内服。每日 1 次，连服数日。

LV DOU

绿豆

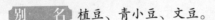

别 名 植豆、青小豆、文豆。

性味归经 味甘，性寒；入心、胃经。

养生功效 中医认为，绿豆具有清热解毒、消暑除烦、止渴健胃、利水消肿等功效，可用于暑热烦渴、湿热泄泻、水肿腹胀、疮疡肿毒、丹毒疖肿、痄腮、痘疹以及金石、砒霜、草木中毒等病症。绿豆中的多糖成分能增强血清脂蛋白酶的活性，使脂蛋白酶中的三酰甘油水解以达到降血脂的功效，从而可以防治冠心病、心绞痛。

选购窍门 新鲜的绿豆呈鲜绿色，外形圆润、饱满、完整，无霉烂、虫蛀、变质。

食用宜忌

绿豆 + 薏米　✓　增强对维生素 B_1 的吸收率，治脚气。

绿豆 + 燕麦　✓　控制血糖含量。

绿豆 + 狗肉　✗　会引起中毒。

绿豆 + 羊肉　✗　会导致肠胃胀气。

养生食谱

橘香绿豆粥

原料 绿豆100克，小米50克，冰糖25克，鲜橘皮适量。

做法 将小米和绿豆洗净，放入砂锅加水，大火煮沸后改小火煲1小时，煮至绿豆开花，米花尽碎，在停火前加入鲜橘皮、冰糖搅匀即可。

功效 清热解毒，解暑降温。

食疗验方

视物不清 绿豆皮 15 克，水煎服。

呃逆 绿豆粉、茶叶各 50 克，白糖少许。将绿豆粉、茶叶用水冲泡，加白糖调匀，顿服。

湿疹痱子 取绿豆 60 克，滑石 30 克，共研为细末，外撒患处，每日数次；或用绿豆 30 克，冰片 1 克，共研为极细末，外敷患处，每日 2 次。

WAN DOU

豌　豆

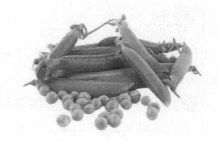

别　　名 麦豆、雪豆、寒豆。

性味归经 性平，味甘；入脾、胃经。

养生功效 豌豆有和中益气、利小便、解疮毒、通乳及消肿的功效，是脱肛、慢性腹泻、子宫脱垂等中气不足患者的食疗佳品。豌豆中富含人体所需的各种营养物质，特别是含有优质蛋白质，可以提高机体的抗病能力和康复能力。豌豆中富含胡萝卜素，可防止致癌物质的合成，从而减少癌细胞的形成，降低人体癌症的发病率。

选购窍门 以表皮光滑，无破损、皱纹、黑点，充满光泽，豆粒呈扁圆形者为佳。

食用宜忌

豌豆 + 蘑菇	✓	消除油腻引起的食欲不佳。
豌豆 + 红糖	✓	健脾利尿，补益气血。
豌豆 + 菠菜	✗	影响钙的吸收。
豌豆 + 红薯	✗	同食会导致排气过多。

养生食谱

核桃仁豌豆泥

原料 鲜豌豆750克，核桃仁60克，白糖250克，藕粉适量。

做法 将核桃仁用开水浸泡片刻，去皮，入油锅炸透捞出，剁成细末备用。豌豆煮烂，捣成浆泥状，去渣，放入白糖和适量清水搅匀煮沸，加藕粉搅至稀糊状，撒上核桃仁末和匀即成。

功效 适用于贫血、记忆力减退、肠燥便秘、肾虚咳喘等。

食疗验方

高血压、心脏病 豌豆苗一把，洗净捣烂，布包榨汁，每次半杯，略加温服，每日2次。

消渴 青豌豆煮熟淡食，或用嫩豌豆苗，捣烂绞汁，每次服半杯，每日2次。

产后乳汁不下 豌豆100克，红糖适量，加水煮烂，空腹食用，每日2次。

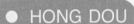

HONG DOU

红 豆

别　名 赤豆、赤小豆、红小豆。

性味归经 味甘、酸，性平；入心、小肠、肾、膀胱经。

养生功效 红豆中含有人体必需的蛋白质和糖类，经常食用有助于能量的补充、体力的恢复，更有助于缓解疲劳。红豆含有丰富的铁质，具有很好的补血功能，还有催乳的功效。红豆中的皂角苷可刺激肠道，有良好的利尿作用，能解酒、解毒，对心脏病和肾病、水肿等症均有益处。

选购窍门 以豆粒完整、颜色鲜红、大小均匀、皮薄者为佳。颜色越深的红豆，含铁量越高。

食用宜忌

红豆 + 红枣 　√　 滋补养颜。

红豆 + 鲤鱼 　√　 消肿利水。

红豆 + 茶叶 　✗　 会造成营养流失。

红豆 + 羊肉 　✗　 羊肉有温补身体的功效，而红豆性凉，所以不宜同食。

养生食谱

冬瓜红豆粥

原料 冬瓜 50 克，红豆 30 克，冰糖适量。

做法 先将红豆加水煮沸，再下入冬瓜和冰糖，同煮成粥。

功效 利小便，消水肿，解热毒，止烦渴。

食疗验方

腮腺炎 红豆用水浸软，捣烂，用适量鸡蛋清调成膏状，外敷患处。

盗汗 红豆、浮小麦、锦鸡儿根各 30 克，水煎，每日 2 次分服。

高血压 红豆、丝瓜络各 20 克。一起放入砂锅中，加水适量，煎 30 ~ 40 分钟，滤汁，分早、晚 2 次空腹服。

HEI DOU

黑　豆

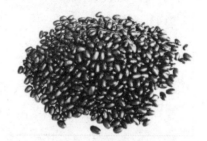

别　名 黑大豆、冬豆子。

性味归经 性平，味甘；入脾、肾经。

养生功效 黑豆不仅蛋白质含量高，而且质量好。黑豆蛋白质的氨基酸组成和动物蛋白相似，其赖氨酸丰富并接近于人体需要的比例，因此容易被消化吸收。黑豆的豆皮和豆渣中含有纤维素、半纤维素等物质，具有预防便秘和增强胃肠功能的作用。老年人食用黑豆能收到补钙、补肾、预防痴呆症和骨质疏松症的保健功效。

选购窍门 优质的黑豆大而圆，呈自然的黑色，有光泽，无虫蛀、无异味，颗粒饱满。外面附着一层白霜，里面为青色者为新鲜的黑豆。

食用宜忌

黑豆 + 牛奶　✓　更利于人体对牛奶中维生素的吸收。

黑豆 + 首乌　✓　乌发，养心安神。

黑豆 + 厚朴　✗　对肠胃不好。

黑豆 + 蓖麻子　✗　容易产生胀气。

养生食谱

黑豆松仁肉丁

原料 黑豆100克，猪瘦肉200克，松仁、黄瓜各50克，料酒、精盐、味精、淀粉、葱姜汁、鸡汤各适量。

做法 黑豆用温水提前浸泡，放入鸡汤内煮烂捞出备用；猪瘦肉、黄瓜切小丁，肉丁用葱姜汁、精盐腌入味，用淀粉上浆。将料酒、精盐、味精、淀粉、葱姜汁兑成芡汁。肉丁下油锅炒散，放入黑豆、黄瓜略炒，倒入芡汁翻炒均匀，撒入松仁再翻炒片刻，即可出锅。

功效 益智健脑。

食疗验方

白发 用醋将黑豆煮烂取汁，每次取10克左右，加热水洗发。

闭经 黑豆30克，红花6克，水煎冲红糖100克，温服。

小儿胎热 黑豆10克，甘草5克，灯芯7寸，淡竹叶1片。水煎服。

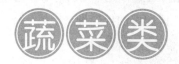

BO CAI

菠 菜

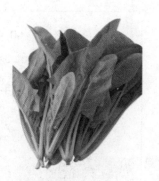

别　　名 波斯草、鹦鹉草、角菜。

性味归经 味甘、辛，性寒；入肠、胃经。

养生功效 菠菜富含铁、钙、维生素 C、维生素 K，有一定的补血和止血作用，可作为治疗肠胃出血的辅助食品。菠菜含有一种类胡萝卜素的物质，可以防止太阳光所引起的视网膜损害。菠菜还能促进胰腺分泌，有助消化的作用。菠菜中含有较多的维生素 B_1 和维生素 B_2，有预防口角炎的作用。

选购窍门 以叶柄短、根小色红、叶色深绿的为好。

食用宜忌

菠菜＋猪肝　✔　可治疗贫血。

菠菜＋花生　✔　美白肌肤。

菠菜＋豆腐　✘　会影响人体对钙的吸收。

菠菜＋生黄瓜　✘　破坏人体对维生素 C 的正常吸收。

养生食谱

菠菜拌腐竹

原　料 菠菜 300 克，水发腐竹 200 克，香油、精盐、米醋、酱油、味精各适量。

做法 将菠菜择洗干净，入开水中烫一下，再用凉水冲凉，切段，装盘。腐竹切成丝，码在菠菜上。味精事先用开水化开，同酱油、精盐、米醋一起浇在腐竹和菠菜上，再加香油拌匀即成。

功效 益智健脑，降低血液胆固醇。

食疗验方

贫血 菠菜、猪血各60克，煮汤食用。

便秘 菠菜用沸水烫3~5分钟，捞出后用香油拌食。

夜盲症 菠菜500克，羊肝200克，加水炖煮，吃肝饮汤。

● SHENG CAI
生 菜

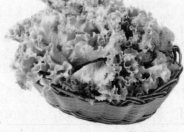

别　名 鹅子菜、莴子菜、莴苣叶。

性味归经 味甘、微苦，性凉；入胃、膀胱经。

养生功效 生菜富含水分、膳食纤维和维生素C，有消除体内多余脂肪的作用，非常适合减肥的人食用。生菜茎叶中所含的莴苣素，可以镇痛催眠，降低胆固醇，还可以辅助治疗肾经衰弱。生菜中含有干扰素诱生剂，可以刺激人体细胞产生干扰素，从而产生抗病毒蛋白抑制病毒的产生。

选购窍门 以无烂叶、无蔫叶、无干叶、无虫害、无病斑，形状略微横向散开，心部切口水嫩不变色者为佳。另外，菜色青绿，叶大而身短，茎部带白的生菜口味较好。

食用宜忌

生菜＋海带　✓　促进对海带中铁元素的吸收。

生菜＋鸡蛋　✓　滋阴润燥。

生菜+醋 ✕ 会破坏生菜中的营养物质。

生菜+山药 ✕ 影响营养的吸收。

养生食谱

▌芝麻酱拌生菜▐

原料 生菜400克，芝麻酱、香油、辣椒油、精盐、味精、白糖各适量。

做法 生菜去根，用水洗净，再用凉白开过一遍，切段放入盘内。芝麻酱用凉白开调稀，加入香油、辣椒油、精盐、味精、白糖，搅拌均匀，淋在生菜上即可。

功效 减肥瘦身。

食疗验方

高血压 生菜100克，切碎，水煎服。

妊娠呕吐 生姜20克，韭菜、生菜各50克，一起捣烂取汁服用，每日2次。

小便短赤 生菜绞汁服，或做成沙拉大量吃。

● YUAN BAI CAI

圆白菜

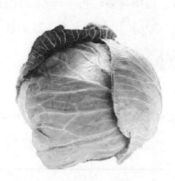

别名 包心菜、卷心菜、莲白。

性味归经 味甘，性平；入脾、胃经。

养生功效 圆白菜富含丰富的维生素C、维生素E、β-胡萝卜素等，具有很强的抗氧化及抗衰老作用。圆白菜中含有某种促进溃疡愈合的因子，新鲜的圆白菜汁对胃及十二指肠溃疡有止痛和促进愈合的作用。圆白菜还有显著的抑菌消炎作用，可以辅助治疗咽喉疼痛、外伤肿痛、蚊虫叮咬、胃痛牙痛等不适症状。

选购窍门 优质卷心菜相当坚硬结实，放在手上很有分量，外面的叶片呈绿色并且有光泽，表面干爽，无虫伤、烂叶。

食用宜忌

圆白菜 + 海米　　√　　有利于补充人体所需的碘。

圆白菜 + 西红柿　√　　益气生津。

圆白菜 + 黄瓜　　✕　　影响人体对维生素 C 的吸收。

圆白菜 + 动物肝脏　✕　　造成维生素 C 流失。

养生食谱

圆白菜炒青椒

原料 圆白菜 300 克，青椒 75 克，胡萝卜 40 克，料酒、精盐、味精、香油、淀粉、葱、姜、蒜末、白糖各适量。

做法 将圆白菜、青椒、胡萝卜洗净，切成菱形。锅内加油烧热，放入葱、姜、蒜末炝锅，下入圆白菜、料酒，大火翻炒，再下胡萝卜、青椒、精盐、白糖煸炒，再下味精，用淀粉勾芡，出锅前淋入香油即可。

功效 减肥瘦身，防癌抗癌。

食疗验方

关节扭伤 脚踝关节或腕关节、肘关节、膝关节扭伤后，将卷心菜捣成泥糊状，涂盖在患处，可防止患处肿胀和疼痛。

便秘 将圆白菜洗净，绞汁，每次饮 100 ~ 300 毫升。

YOU CAI

油 菜

別　名　芸薹、苦菜、薹芥。

性味归经　味甘，性温；入肝、脾、肺经。

养生功效　油菜中含有丰富的钙、铁、维生素 C 和胡萝卜素，是人体黏膜及上皮组织维持生长的重要营养来源，对于抵御皮肤过度角质化大有裨益，并有助于增强机体免疫力。

选购窍门　以新鲜、油亮、无虫、无黄叶者、两指轻轻一掐就断者为佳。

食用宜忌

油菜＋虾仁　✓　补肾壮阳，并能促进人体对钙的吸收和利用。

油菜＋豆腐　✓　清肺止咳，生津润燥，清热解毒。

油菜＋南瓜　✗　破坏油菜中的维生素 C，降低其营养价值。

油菜＋醋　✗　会破坏油菜中的维生素。

养生食谱

小油菜炖金针菇

原料　金针菇 100 克，小油菜 4 棵，鸡汤半勺，精盐、香油各适量。

做法　金针菇泡发，去蒂洗净；小油菜择干净，将叶子一片片撕下来，洗干净。锅置火上，放入鸡汤烧热，加入金针菇、精盐煮熟，下小油菜，再煮 2 分钟，淋入香油即可。

功效　促进人体新陈代谢，降低胆固醇。

食疗验方

心肌炎 油菜、胡萝卜各 25 克，野菊花 15 克。三者加适量水煎服，每日 2 次。

乳痈、无名肿毒 油菜煮汁，每次温服 1 小杯，每日 3 次；或用鲜油菜叶捣烂敷患处，每日更换 3 次。

小儿丹毒 油菜子研细末，调香油敷患处，或用油菜叶捣汁涂擦。

● KONG XIN CAI

空心菜

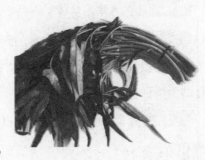

别　　名 通心菜、无心菜、蕹菜。

性味归经 味甘，性平；入胃、肠经。

养生功效 空心菜是碱性食物，且含有钾、氯等调节体液平衡的营养元素，食后可降低肠道酸度，预防肠道内菌群失调。空心菜中所含的烟酸、维生素 C 等能降低人体内的胆固醇、甘油三酯，具有降脂减肥的功效。空心菜中含有一种胰岛素样成分，能降低血糖，因而可作为糖尿病患者食疗的蔬菜。空心菜中的叶绿素还能洁齿防龋，除口臭。

选购窍门 以茎叶比较完整、新鲜细嫩、不长须根者为佳。

食用宜忌

空心菜+荸荠　✓　凉血解毒，利尿通便，消食除胀。

空心菜+大蒜　✓　可预防流感。

空心菜+牛奶　✗　会影响对牛奶中钙的消化吸收。

空心菜+枸杞子　✗　易导致腹胀、腹泻。

养生食谱

玉米炒空心菜

原料 空心菜500克，玉米、豆腐、食用油、精盐、鸡精、淀粉、料酒、酱油、葱、姜、清汤各适量。

做法 油锅烧热，放入葱、姜爆香，加入清汤，下精盐、酱油、料酒、玉米，大火烧沸，倒入豆腐、空心菜，烧沸后转小火焖半小时。用淀粉勾芡，收汁加鸡精后即可。

功效 防暑解热，凉血排毒，利尿。

食疗验方

水肿 空心菜梗200克，玉米须20克，加水100毫升煮至滚开，代茶饮用。

龋齿痛 空心菜根120克，醋、水各半，同煎汤，含漱。

尿结石、小便不利 取空心菜适量，洗净捣烂取汁，调入少许蜂蜜服用。

QIN CAI

芹　菜

别　名 水芹、香芹、药芹。

性味归经 味甘，性凉；入肺、胃、肝经。

养生功效 芹菜所含的挥发性甘露醇别具芳香，能增强食欲、促进消化。芹菜中含有丰富的钾，有明显的降压作用，是治疗高血压病及其并发症的首选之品，临床常用于辅助治疗原发性、妊娠性及更年期高血压。芹菜含铁量较高，可以有效补充女性经血的损失，改善皮肤干燥、面色苍白等症，使人目光有神、头发黑亮。

选购窍门 以菜叶翠绿，有光泽，菜梗粗壮坚硬、不发空，茎部肥厚，无污染、虫伤者为佳。

食用宜忌

芹菜 + 花生　✓　改善脑血管血液循环，延缓衰老。

芹菜 + 藕　✓　调理经血。

芹菜 + 黄豆　✗　影响人体对黄豆中铁质的吸收。

芹菜 + 兔肉　✗　可能导致脱发。

养生食谱

苹果香蕉芹菜汁

原料 苹果 1 个，芹菜 1/3 根，香蕉 1 根，柠檬汁 2 滴。

做法 苹果洗净，去皮去子；芹菜择洗净（留叶）；香蕉去皮。将所有材料切成 2 厘米左右的块或段，放入榨汁机中加半杯纯净水搅拌，滴入 2 滴柠檬汁即可食用。

功效 利尿，降压，改善内环境。

食疗验方

失眠症 芹菜 60 克，酸枣仁 6 克。水煎煮服用。

高血压 芹菜汁中加入蜂蜜，每天喝 3 次。

气管炎 芹菜根 1 把，橘皮 15 克，麦芽糖 40 克。将芹菜根切段备用，把麦芽糖放在锅中化开，再将芹菜根、橘皮放入锅内炒至微焦，加水煎汤，温服，一日 2 次。

● TONG HAO

茼 蒿

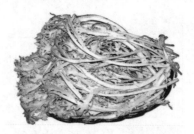

别　名 蒿子杆、蓬蒿菜、菊花菜。

性味归经 味甘、涩，性温；入肝、肾经。

养生功效 茼蒿含有特殊香味的挥发性油，有助于宽中理气，消食开胃，增进食欲，其丰富的膳食纤维还有助于肠道蠕动，促进排便。茼蒿中还含有丰富的维生素、胡萝卜素及多种氨基酸，可以养心安神，降压补脑，清血化痰，润肺补肝，稳定情绪，防治记忆力减退。茼蒿富含铁、钙，还含有补充造血必须的维生素（如叶酸）以及微量元素铜等，所以还是一种很好的补血菜。

选购窍门 以菜色青绿，叶大而身短，无烂叶、无蔫叶、无干叶、无虫害、无病斑者为佳。

食用宜忌

茼蒿＋鸡蛋　✔　降压，止咳，安神。

茼蒿＋蒜　✔　开胃，降压。

茼蒿＋马齿苋　✘　减少对茼蒿中钙、铁的吸收。

茼蒿＋柿子　✘　易伤胃。

养生食谱

茼蒿蛋白饮

原料 鲜茼蒿250克，鸡蛋3个，香油、精盐各适量。

做法 将茼蒿洗净，鸡蛋磕开取蛋清。茼蒿下锅，加适量水煎煮，至快熟时，加入鸡蛋清煮片刻，再调入香油、精盐即可。

功效 降压，止咳，安神，适用于高血压性头昏脑涨、咳嗽咯痰及睡眠不安。

食疗验方

高血压 鲜茼蒿1把，洗净切碎榨汁，每次1酒杯，温开水冲服，1日2次。

咳嗽痰多 鲜茼蒿加水熬煮，取汤汁加入冰糖后饮用。

十二指肠溃疡 鲜茼蒿100克，蒲公英（干品）30克。水煎服，连服一周以上。

FAN QIE

番 茄

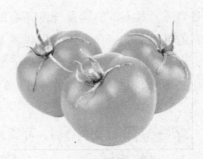

别　名 西红柿、洋柿子、狼桃。

性味归经 味酸、微甘，性平；入肝、胃、肺经。

养生功效 番茄中含有丰富的番茄红素、烟酸和维生素C，其中番茄红素是优良的抗氧化剂，能清除人体内的自由基，抑制视网膜黄斑变性，预防心血管疾病，有效减少各种癌症的发生；烟酸能促进红细胞的形成，有利于保持血管壁的弹性和保护皮肤；维生素C能降低毛细血管的通透性，防止其破裂，有效预防血管硬化。

选购窍门 优质的番茄颜色鲜红、大小均匀、蒂小、无虫蛀、无伤裂畸形。粉红色的番茄，糖、酸含量低，味淡，适宜生吃；大红色的番茄，糖、酸含量高，味浓，适宜熟食。

食用宜忌

番茄＋菜花　✔　有效清除血液垃圾，预防心血管疾病。

番茄＋苹果　✔　整理肠胃，增强体力。

番茄 + 土豆　✕　导致食欲不佳、消化不良。

番茄 + 白酒　✕　易形成不易消化的物质，造成肠道梗阻。

养生食谱

番茄炒菜花

原料 番茄1个，菜花400克，葱、白糖、精盐、食用油各适量。

做法 葱切葱花，菜花掰成小朵，番茄切块。烧开半锅水，将菜花倒入锅中焯熟捞出。锅内倒适量油，烧热后放入葱花爆香，接着将菜花和番茄倒入，烹入白糖和精盐，翻炒至熟即可。

功效 清理血液杂质，防治心血管疾病。

食疗验方

口疮 取一些番茄汁，含在口中或用来涂抹疮面，每次数分钟，每日数次。

贫血 番茄2个，鸡蛋1个，煮熟，同时吃下，每日1~2次。

狐臭 洗完澡后，取500毫升番茄汁加入一盆温水中，擦洗腋窝20分钟，每周2次。

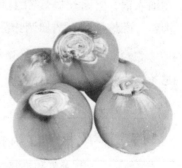

● YANG CONG

洋　葱

别　名 胡葱、圆葱、葱头。

性味归经 味辛，性温；归心、脾经。

养生功效 洋葱是唯一一种含有前列腺素 A 的蔬菜。前列腺素 A 能扩张血管，降低血液黏度，因而有降血压、增加冠状动脉的血流量、预防血栓形成的作用。高血压、高血脂和心脑血管病患者经常食用，能收到很好的保健作用。洋葱中富含辛辣的挥发油，能刺激老年人功能偏低的消化系统，促进消化液的分泌，有健胃和助消化作用。常吃洋葱还能提高骨密度，有助于防治骨质疏松症。

选购窍门 优质的洋葱球体完整，球形漂亮，外表光滑，无机械伤害、挤压变形，无腐烂，用手轻轻按压有硬实感。同样大小的洋葱，拿起来比较坠手的更好。

食用宜忌

洋葱＋鲫鱼 √ 清血，降胆固醇，抗衰老。

洋葱＋火腿 √ 防止火腿中的亚硝酸盐在人体内转化为有害物质亚硝胺。

洋葱＋蜂蜜 ✕ 会伤眼，严重者可致失明。

洋葱＋海带 ✕ 会导致便秘。

养生食谱

肉丝炒洋葱

原料 洋葱300克，猪肉200克，淀粉、调味品、食用油各适量。

做法 将洋葱、猪肉洗净切细丝，略加淀粉拌入肉丝内。锅烧热，将食用油入锅，下肉丝爆炒断生后，盛盘中待用。洋葱入油锅中煸出香味后，下肉丝，翻炒片刻，酌加调味品，待洋葱九成熟时，即可起锅。

功效 温中健体，辛香开胃。适用于胃阳不足、纳呆食少、体虚易于外感等证。

食疗验方

玻璃体混浊 用洋葱外皮煎水喝或多吃炒洋葱。

风寒感冒 用洋葱和红糖一起煮汤饮。

便秘 将洋葱切丝，生拌香油，每日与餐同吃。

HU LUO BU

胡萝卜

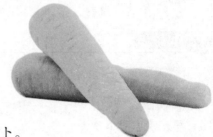

别　　名　黄萝卜、丁香萝卜、药萝卜。

性味归经　味甘，性平；入肺、脾经。

养生功效　胡萝卜含有多种维生素、无机精盐和钙质，能增强人体的抗氧化能力，加快大脑新陈代谢，提高记忆力。胡萝卜素在体内酶的作用下，可转化为对视力有益的维生素 A，预防眼干涩及夜盲症，还能保护内脏器官，对吸烟人士及胆囊炎、胆石症患者都非常有利。胡萝卜所含的槲皮素、山柰酚还有降血脂、降血压、强心的作用，是高血压、糖尿病、冠心病患者的食疗佳品。

选购窍门　以表皮、肉质（韧皮部）和芯柱都是橘红色，外表光滑呈圆直状，没有长须根者为佳。

食用宜忌

胡萝卜＋猪肚　✓　补虚弱，缓解消化不良。

胡萝卜＋排骨　✓　滋阴养血，滋润肌肤，美容养颜。

胡萝卜＋醋　✗　会破坏胡萝卜中的胡萝卜素。

胡萝卜＋红枣　✗　会破坏红枣中的维生素 C。

养生食谱

胡萝卜花

原　料　胡萝卜、面粉各 500 克，鸡蛋 1 枚，牛奶、白糖、食用油、面包糠各适量。

做　法　胡萝卜洗净，切细丝。把牛奶、白糖、面粉放入容器中搅拌均匀，倒入胡萝卜丝，磕入半个鸡蛋液，充分搅拌，抓成花朵状，滚面包糠，放油锅中炸熟即可。

功效 健脑益智，增强食欲，健脾开胃。

食疗验方

水肿，小便不通 胡萝卜叶 50～75 克，水煎服或切碎蒸熟食。

大便秘结 胡萝卜 650 克，蜂蜜适量。将胡萝卜洗净，打成汁，加蜂蜜调服，早、晚各服 1 次。

偏头痛 胡萝卜 150 克，鸡蛋壳 20 克，冰糖 15 克。煎汤食，早、晚各服 1 次。

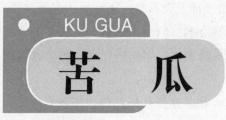

KU GUA

苦瓜

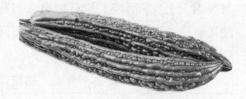

别　名 凉瓜、癞瓜、锦荔枝。

性味归经 味苦，性寒；入心、肝经。

养生功效 苦瓜中的苦瓜甙和苦味素能增进食欲，健脾开胃；所含的生物碱类物质——金鸡纳霜，有利尿活血、消炎退热、清心明目的功效。苦瓜的新鲜汁液中含有一种类胰岛素物质，能有效降低血糖，是糖尿病患者的理想食品。苦瓜还能提高人体免疫力，抵抗癌细胞的生成，经常食用可增强人的体质。

选购窍门 优质的苦瓜果形直立，形状像大米粒，两头尖，整体比较直，果瘤颗粒大，颜色翠绿。

食用宜忌

苦瓜＋香菇　√　减少脂肪吸收。

苦瓜＋洋葱　√　提高机体免疫力。

苦瓜＋沙丁鱼 ✖ 容易导致过敏。

苦瓜＋鲫鱼 ✖ 易导致脱水。

养生食谱

苦瓜拌百合

原料 苦瓜、百合各300克，红辣椒1个，植物油、精盐、鸡精、香油、醋、花椒、番茄酱各适量。

做法 苦瓜用精盐水浸泡1小时，再用开水焯一下，捞出沥干；百合去根须，洗净切片；红辣椒去子去蒂，洗净切丝。油锅烧热，爆香花椒后捞出，将热油淋入苦瓜，直至苦瓜变色，晾凉后与百合、辣椒丝一同放入盘中，加入精盐、鸡精、香油、醋、番茄酱，拌匀即可。

功效 清热祛暑，明目解毒，降压降糖，益气壮阳。

食疗验方

食欲不振 苦瓜、青椒各1个，洗净，开水焯后用蜂蜜拌食，也可加炒花生米随餐，以去苦味。

暑天感冒发热、身痛口苦 苦瓜干15克，连须葱白10克，生姜6克，水煎服。

呕吐 苦瓜根45克，生姜15克，白糖适量。将苦瓜根、生姜洗净，加水煎汤，然后去渣，加白糖调匀代茶饮服。

莴笋
WO SUN

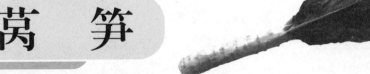

别名 青笋、莴苣、千金菜。

性味归经 味苦，性凉；入脾、胃、肺经。

养生功效 莴笋中含有非常丰富的氟元素，可参与牙齿和骨骼的生长，改善消化系统的肝脏功能，刺激消化液的分泌，增进食欲，有助于抵御风湿性疾病和痛风。莴笋中钾的含量也比较高，有利于促进排尿，减少对心房的压力，因此是高血压和心脏病患者的食疗佳品。莴笋中所含的铁元素易被人体吸收，因此被营养学家视为贫血患者的最佳食品。

选购窍门 优质的莴笋茎长粗大、肉质细嫩、多汁新鲜、无抽薹、无空心、无苦涩味。

食用宜忌

莴笋＋红枣 ✓ 有利于人体对铁的吸收。

莴笋＋黑木耳 ✓ 益气养胃，润肺。

莴笋＋乳酪 ✗ 易引起腹痛、腹泻。

莴笋＋蜂蜜 ✗ 易致腹泻。

养生食谱

鲜拌莴笋

原料 莴笋250克，姜、精盐、料酒、米醋、味精、香油、酱油各适量。

做法 将鲜莴笋去叶，洗净后削去皮和老根，切成小块，加精盐拌匀，放1小时后将精盐水沥去，放入盆内。姜去皮，剁成姜末，放入莴笋盆内，加入料酒、味精、米醋、酱油拌匀，淋入香油即成。

功效 温肺，化痰，消肿。

食疗验方

水肿 鲜莴笋叶500克，煎汤饮。

产后乳汁不通 莴笋去皮，入酒煮汤。

百虫入耳 莴笋捣汁，滴入耳中。

QIE ZI

茄 子

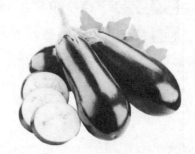

别 名 矮瓜、昆仑瓜、茄瓜。

性味归经 味甘，性凉；入胃、肠经。

养生功效 茄子含维生素 P，这种物质能增强人体细胞间的黏着力，能使血管壁保持弹性和生理功能，防止硬化和破裂。所以经常吃茄子，有助于防治高血压、冠心病、动脉硬化和出血性紫癜，使人体衰老的过程减缓。茄子纤维中含的皂草甙，具有降低胆固醇的功效。茄子中的龙葵碱，还能有效防癌抗癌。

选购窍门 以深紫色、有光泽、粗细均匀、无斑、无皱缩、无虫眼的新鲜者为佳。

食用宜忌

茄子＋肉	✓	补血，稳定血压。
茄子＋辣椒	✓	提高人体对茄子中维生素 P 的吸收率。
茄子＋螃蟹	✗	易导致肠胃不适，严重者甚至腹泻。
茄子＋魔芋	✗	易引发腹泻。

养生食谱

蒜蓉拌茄子

原料 茄子 200 克，蒜 30 克，葱花、精盐、香油、酱油各适量。

做法 将蒜去皮，捣成蒜蓉。茄子洗净，一切两半，上笼用大火蒸 25 分钟，取出置于盘内，加入蒜蓉、香油、精盐、葱花、酱油，拌匀即成。

功效 行气解毒，降脂降压。

食疗验方

支气管炎 茄子茎叶30克，姜6克，煎汤服用。

冻疮 茄子根50克，葱白30克，花椒10克，水煎洗患处，每次洗20分钟。

小儿口疮 霜后茄子1个，切片，晒干后研成细末，抹于口中。

JIAO BAI
茭 白

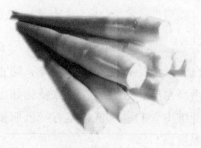

别　名 水笋、茭白笋、蒫菜。

性味归经 味甘，性凉；入脾、胃经。

养生功效 中医认为，茭白能解热毒、除烦渴、通利二便，又能清热止痢、催乳，对高血压、妇女产后缺乳、小儿发热、烦渴等均有一定辅助疗效。茭白中含有丰富的糖类、脂肪、蛋白质等，能补充人体所需的营养物质，具有健壮机体的作用。还含有解酒作用的维生素，能解酒醉。茭白有很好的利尿作用，可用于水肿、高血压的辅助治疗。

选购窍门 新鲜茭白肉质肥嫩、外形匀称，具有清香味，翠绿、不干枯、外皮白晳、坚实无黑斑、无红色。

食用宜忌

茭白+芹菜	√	可以降血压。
茭白+鸡蛋	√	开胃解酒。
茭白+豆腐	✕	易形成结石。
茭白+蜂蜜	✕	易引发痼疾。

养生食谱

茭白炒鸡蛋

原料 茭白 100 克，鸡蛋 50 克，植物油、精盐、葱花、高汤各适量。

做法 茭白去皮，洗净，切成丝；鸡蛋打入碗内，加精盐调匀。油放锅中烧热，爆香葱花后下入茭白丝翻炒几下，加精盐和少量高汤，炒至汤干，茭白熟后盛入盘内。另起锅将油烧热，倒入鸡蛋液，同时将炒过的茭白放入，一同炒拌，至鸡蛋熟即成。

功效 除烦，通乳，解酒。

食疗验方

高血压、便秘、心热烦躁 鲜茭白 30 ~ 50 克，旱芹菜 30 克，水煎服。

小便不利 茭白 100 克，车前草适量。同煮熟，去车前草，食茭白。

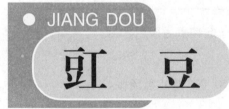

● JIANG DOU

豇 豆

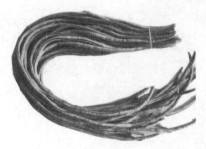

别　名 长豇豆、角豆、黑眼豆。

性味归经 味甘、咸，性平；入脾、胃经。

养生功效 豇豆能维持正常的消化腺分泌和胃肠道蠕动的功能，抑制胆碱酯酶活性，可帮助消化，增进食欲。豇豆中的磷脂有促进胰岛素分泌、参加糖代谢的作用，是糖尿病患者的理想食物。豇豆有解渴健脾、补肾止泄、益气生津的功效，对尿频、遗精及一些妇科疾病有辅助治疗功效。豇豆还有缓解食积、气胀的作用，所以还能治疗呕吐、打嗝等不适症状。

选购窍门 豆荚肉厚、质地硬、不显子粒的为新鲜豇豆，适合做菜食。若荚、子分离，壳松软，则表示豇豆已老化，不宜再做菜食。

食用宜忌

豇豆+冬瓜	✓	补肾消肿。
豇豆+粳米	✓	帮助消化，增进食欲，提高机体免疫力。
豇豆+辣椒	✗	会分解豇豆中的维生素。
豇豆+醋	✗	会破坏豇豆中的胡萝卜素。

养生食谱

‖花生豇豆炖猪肉‖

原料 花生仁、豇豆子各 150 克，青边鲍鱼 2 个，猪肉块 250 克，精盐适量。

做法 将除精盐以外所有原料洗净，放入瓦煲内，加清水适量，煲滚后改用慢火炖 2～3 小时，下精盐调味即成。

功效 补肾活血，润肤去皱。

食疗验方

白带、白浊 豇豆、藤藤菜和鸡肉，一起炖煮后服用。

疔疮 豇豆根适量，捣烂敷或研末撒。

糖尿病口渴、尿多 带壳豇豆 100～150 克，加水煎汤服。

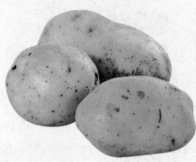

TU DOU

土 豆

别　名 马铃薯、洋番薯、洋芋。

性味归经 味甘，性平、微凉；入脾、胃、大肠经。

养生功效 中医认为，土豆补中益气，健脾胃，消炎，对治疗胃及十二指肠溃疡及习惯性便秘等均有效果。多吃土豆可以减少脂肪摄入，使多余的脂肪逐渐代替出去，从而达到减肥的效果。土豆淀粉在体内被吸收的速度缓慢，不会导致血糖过高，是糖尿病患者的食疗佳品。土豆富含钾，所以还有助于降低中风的发病率。

选购窍门 优质的土豆表皮光洁，呈暗黄色，芽眼较浅，无毛根泥土，无干疤糙皮，无病斑，无发芽，无虫咬和机械外伤，手握坚实，无酒精发酵气味。圆形的土豆属于粉质型，细长的土豆属于黏质型。

食用宜忌

土豆 + 全脂牛奶　√　可为人体提供全面的营养素。

土豆 + 芹菜　√　健脾除湿，降压。

土豆 + 香蕉　✕　易使人面部生斑。

土豆 + 石榴　✕　会引起中毒。

养生食谱

醋溜土豆丝

原料 土豆 400 克，花椒 10 粒，植物油、精盐、醋、葱各适量。

做法 土豆削皮切成细丝，用冷水泡约 20 分钟，控净水备用。葱去根及干皮，切成细丝。锅内放油，下花椒粒，炸至花椒粒出香味，将其盛出，下葱丝稍煸，即下土豆丝快速翻炒，至土豆丝稍变软时下醋和精盐，炒匀即可。

功效 降低血压，防治动脉硬化。

食疗验方

头发脱落，头皮光滑 鲜土豆 1 个，鲜茶叶 6 克，将二者一同捣烂敷患处，每日 2 次。

习惯性便秘 取土豆、白糖各适量。将土豆洗净，捣烂取汁，加白糖，每次服 30 ~ 50 毫升。早、午饭前各服 1 次，连服 1 ~ 2 周。

便秘 土豆榨汁后，在小火上煮至黏稠，加入适量蜂蜜，每天 1 次，每次 2 小勺，空腹服用。

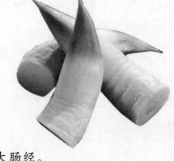

● ZHU SUN

竹 笋

别 名 毛笋、竹萌、竹芽。

性味归经 味甘，性微寒；入脾、肝、大肠经。

养生功效 竹笋可以吸附大量的油脂，所以肥胖的人常吃竹笋，每餐进食的油脂就会被它所吸附，降低胃肠粘膜对脂肪的吸收和积蓄，从而达到减肥的目的，并能减少与高脂有关的疾病的发生。竹笋富含的膳食纤维，还能促进肠道蠕动，帮助消化，防止便秘。竹笋特有的清香味是由一种白色的含氮物质所散发的，这种物质具有开胃和增强食欲的作用，对于治疗消化不良等症十分有效。

选购窍门 新鲜的竹笋外壳色泽为鲜黄色或淡黄色，略带一点粉红色，笋壳完整，紧贴笋肉，饱满而光洁，干湿适中。节与节之间距离短、根部"痣"颜色发红的较嫩。

食用宜忌

竹笋+肉　　√　可解油腻，避免人体摄入过多油脂。

竹笋+枸杞　√　清肝明目、止咳化痰。

竹笋+豆腐　✗　会导致结石。

竹笋+山楂　✗　会破坏维生素C。

养生食谱

竹笋鱼丸汤

原料 竹笋50克，油菜心30克，鱼丸300克，料酒、精盐各适量。

做法 竹笋洗净切片，油菜心洗净切段。锅内加水烧开后放入鱼丸，待开锅后放入竹笋、油菜心、料酒、精盐，再次煮开即成。

功效 健脾开胃。

食疗验方

久泻、久痢、消渴症 鲜竹笋 1 支，粳米 125 克。将竹笋去外皮切成片或刨丝，加入粳米一同煮成粥，分 2 次食用。

风湿性关节炎 笋叶、薏米各 40 克，炙甘草 15 克，加适量水煎服，每日 2 次。

胃热烦渴 竹笋 200 克，加少许精盐，煮烂食用，每日 2 次。

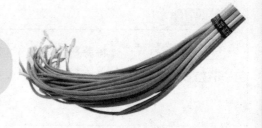

● SUAN TAI

蒜　薹

别　名 蒜毫、蒜苗。

性味归经 味辛，性温；入肺、胃、大肠经。

养生功效 蒜薹中含有辣素，其杀菌能力可以达到青霉素的 1/10，对病原菌和寄生虫都有良好的杀灭作用，可以起到预防流感、防治伤口感染、治疗感染性疾病和驱虫的功效。蒜薹具有明显的降血脂及预防冠心病和动脉硬化的作用，能保护肝脏，预防癌症。蒜薹还能促进食欲增加，帮助增强体力。

选购窍门 新鲜的蒜薹应脆嫩，无粗老纤维，条长，上部浓绿，基部嫩白，尾端不黄、不烂、不蔫，薹顶帽不开花。

食用宜忌

蒜薹＋木耳　✔　开胃健脾，降脂活血，助消化。

蒜薹＋生菜　✔　杀菌消炎，降压降脂，益智补脑。

蒜薹＋蜂蜜　✘　会引起腹泻。

养生食谱

蒜薹丝拌鲜蘑豆腐

原料 鲜蘑50克，豆腐450克，冬笋、蒜薹各10克，素汤500毫升，精盐、味精、香油、姜、胡椒粉、米醋各适量。

做法 冬笋去壳去皮洗净切片；蒜薹择洗干净切段；姜洗净切末。把豆腐切成约1厘米厚、4厘米长、3厘米宽的长方片，鲜蘑切约0.5厘米厚的片。勺内添素汤，放入豆腐、鲜蘑、冬笋、姜末、精盐、胡椒粉，烧开撇去浮沫，再放入味精、米醋。豆腐入味点香油，出勺装入大汤碗中，撒上蒜薹段即成。

功效 增强机体免疫力。

食疗验方

恶性肿瘤、白血病 将蒜薹和肉按4：1的比例制成馅，加适当调味品，做包子蒸熟食用。

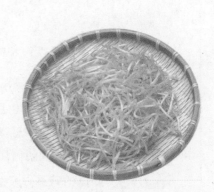

● LV DOU YA

绿豆芽

别　名 豆芽菜、如意菜、银芽。

性味归经 味甘，性寒；入心、胃经。

养生功效 绿豆芽清热解毒、利尿除湿、滋阴壮阳，是祛痰火除湿热的家常蔬菜，凡体质属痰火湿热者，血压偏高或血脂偏高且多嗜烟酒肥腻者，可常吃。绿豆芽菜有清除血管壁中胆固醇和脂肪的堆积、防止心血管病变的作用。绿豆芽含热量极低，并含有大量的水分和纤维素，是肥胖患者减肥的首选蔬菜。

选购窍门 以饱满、脆而易折断、洁白无杂色、无异味者为佳。

食用宜忌

绿豆芽 + 醋 ✔ 可使蛋白质尽快凝固，保存营养时间更长。

绿豆芽 + 金针菇 ✔ 清热解暑。

绿豆芽 + 猪肝 ✖ 猪肝中的铜会加速豆芽中维生素 C 的氧化。

绿豆芽 + 羊肉 ✖ 降低羊肉的温补功效。

养生食谱

薏米拌绿豆芽

原料 绿豆芽 250 克，薏米 12 克，葱花、精盐、香油、味精、醋各适量。

做法 薏米淘净；绿豆芽洗净，氽熟。取一碗，放入薏米，上笼蒸 40 分钟。取一盆，放入薏米、绿豆芽，加入葱花、精盐、醋、香油、味精，拌匀即成。

功效 清热解毒，生津止渴，适合糖尿病患者食用。

食疗验方

暑热烦渴 取适量绿豆芽和冬瓜皮，加醋煮汤饮用。

便秘 绿豆芽与韭菜同炒食用。

胃痛 取绿豆芽、蒲公英各 100 克，猪肚 1 个，加水煮烂熟，吃猪肚、绿豆芽，饮汤。

● HUANG HUA CAI

黄花菜

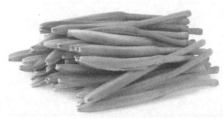

别 名 金针菜、萱草、忘忧草。

性味归经 味甘，性凉；入肝、肾经。

养生功效 中医认为，黄花菜清热解毒、止血、止渴生津、利尿通乳、解酒毒，适用于口干咽燥、大便带血、小便不利、吐血、鼻出血、便秘等症。黄花菜中含有丰富的卵磷脂，对增强和改善大脑功能有重要作用，同时能清除动脉内的沉积物，对注意力不集中、记忆力减退、脑动脉阻塞等症有特殊疗效。

选购窍门 鲜黄花菜以菜色黄、洁净、鲜嫩、不蔫、不干、花未开放、长而粗、干燥、柔软有弹性、有清香者为佳。干黄花菜以金黄色、有清香味，用手紧握，松手后菜能自动散开恢复原状者为佳。

食用宜忌

黄花菜 + 猪肉　√　滋补气血，填髓添精。

黄花菜 + 鸡蛋　√　清热解毒，滋阴润肺，止血消炎。

黄花菜 + 柿子　✗　易导致腹泻。

黄花菜 + 鹅肉　✗　损伤脾胃。

养生食谱

黄花猪蹄汤

原料 黄花菜50克，猪蹄1只，生姜、胡椒、精盐各适量。

做法 将猪蹄洗净，切成小块，与泡好的黄花菜同入锅内，加生姜、胡椒、精盐，炖至猪蹄烂熟即可食用。

功效 美容养颜，行气催乳。

食疗验方

失眠 黄花菜与冰糖一同炖食。

内痔出血 黄花菜煮汤，调以红糖，早饭前进食。

全身水肿，小便不通 黄花菜根、水丁香、地胆草、含壳草各25克，车前草15克，水煎服。

HONG SHU

红 薯

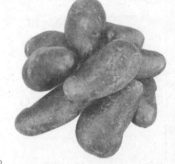

别 名 白薯、地瓜、番薯。

性味归经 味甘，性平；入脾、胃、大肠经。

养生功效 红薯有补虚乏、益气力、健脾胃、强肾阴、宽肠胃、通便、凉血止血、解毒的功效。红薯有助于预防心血管疾病和动脉粥样硬化，常吃红薯还能预防糖尿病症。红薯中含有绿原酸，有抑制诱癌物质的产生和减少基因突变的作用，在抗癌蔬菜中排名第一。红薯中所含的钙和镁，还有预防骨质疏松症的功效。

选购窍门 呈纺锤形，手感坚硬，表皮干净、光滑，没有太多的小坑，无黑斑，无长芽，闻起来没有霉味的为优质的红薯。

食用宜忌

红薯+豆类	✓	补充红薯中缺乏的蛋白质、酪氨酸、硫氨酸等营养物质。
红薯+莲子	✓	润肠美容。
红薯+柿子	✗	易引起胃肺结石。
红薯+香蕉	✗	会引起身体不适。

养生食谱

红薯粥

原料 新鲜红薯150克，粳米100克，白糖适量。

做法 红薯洗净，连皮切成小块，加水与粳米同煮成粥。待粥熟时，加入白糖，再煮2～3沸即成。

功效 健脾养胃，益气通乳，涩精。适用于夜盲症、大便带血、便秘等。

食疗验方

妇人乳少 红薯叶300克，猪肉适量，煎汤饮用。

糖尿病 鲜红薯叶75克，冬瓜150克，一同炖烂服用，每日2次。

肚痛，腹泻 红薯藤150克，精盐少许。将红薯藤洗净，切段，加精盐一同炒成黄色，再加水煎服。

YU TOU

芋 头

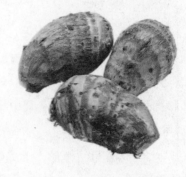

别　名 芋艿、香芋、毛芋。

性味归经 味辛，性平；入脾、胃经。

养生功效 芋头中含有大量的膳食纤维，可以补益中气、开胃、消食，帮助胃肠蠕动，辅助治疗习惯性便秘、消化不良等。芋头中丰富的黏液皂素及多种微量元素，也有帮助机体纠正因微量元素缺乏导致的生理异常，增进食欲，帮助消化的功效。芋头中的氟具有洁齿防龋、保护牙齿的作用。其含有的一种黏液蛋白，被人体吸收后能产生免疫球蛋白，提高机体抵抗力。

选购窍门 以形状端正，无干枯收缩和硬化现象，无侧芽，无损伤，无须根者为佳。

食用宜忌

芋头＋牛肉　✓　养血补血。

芋头＋鸭肉　✓　有预防贫血的功效。

芋头＋香蕉　✗　会导致胃部不适，胀痛。

芋头＋橘子、橙子　✗　易引起急性腹泻。

养生食谱

家常芋头

原料 芋头 250 克，水发香菇 3 朵，酱油、植物油、精盐、味精、清汤各适量。

做法 将芋头去皮，洗净切薄片，用五成热的油炸一下捞出。炒锅置大火上，加油烧热，下香菇丝炒香，放入芋头片，下酱油、味精，加适量清汤推匀，盖上锅盖稍焖 3～5 分钟，加精盐调味即可。

功效 养胃润肠，消疬散结。

食疗验方

病后体虚 芋头 200 克，山药 50 克，粳米 100 克，煮粥食用。

脾胃虚弱 芋头、猪瘦肉各 75 克，二者一同煮食，早晚各 1 次。

赘疣、鸡眼 生芋头 1 个，切片，摩擦患处，一日 3 次，每次擦 10 分钟左右。

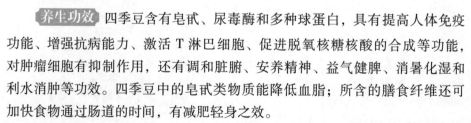

SI JI DOU

四季豆

别名 扁豆、架豆、芸豆。

性味归经 味甘、淡，性平；入脾、胃经。

养生功效 四季豆含有皂甙、尿毒酶和多种球蛋白，具有提高人体免疫功能、增强抗病能力、激活 T 淋巴细胞、促进脱氧核糖核酸的合成等功能，对肿瘤细胞有抑制作用，还有调和脏腑、安养精神、益气健脾、消暑化湿和利水消肿等功效。四季豆中的皂甙类物质能降低血脂；所含的膳食纤维还可加快食物通过肠道的时间，有减肥轻身之效。

选购窍门 优质的四季豆外形饱满匀称，表皮平滑，翠绿透明有光泽，无锈斑、虫洞、裂口，具有弹力，豆粒呈青白色或红棕色。

食用宜忌

四季豆＋菜花　　✓　补肾健脾，润肺爽喉。

四季豆＋猪皮　　✓　健脾补肾，滋润肌肤，减皱抗衰。

四季豆＋醋　　　✗　破坏营养价值。

养生食谱

干煸四季豆

原料 四季豆、猪肉、虾米、冬菜、葱、姜、蒜、精盐、味精、糖、酱油、香油、花生油、高汤各适量。

做法 将四季豆择洗干净，切成长段，猪肉切成末。虾米、冬菜、葱、姜、蒜切成末。将四季豆放入热油锅中过油捞出；锅内留少许油，下肉末煸炒，放入虾米、冬菜、姜末和四季豆，中火干煸片刻，加高汤，收干汤汁，加调料，淋香油，撒葱花，装盘即可。

功效 强健脾胃，增进食欲。

食疗验方

中暑 生扁豆叶捣汁，冲开水服。

肠风下血 四季豆叶30克，水煎频服。

腹泻呕吐 豆角250克，白糖100克，葡萄干、山楂糕各15克，煮熟食用。

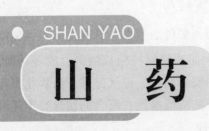
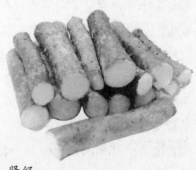

● SHAN YAO

山 药

别 名 薯蓣、淮山药、山芋。

性味归经 味甘，性平；入脾、肺、肾经。

养生功效 山药中含有黏蛋白、淀粉酶、皂苷、游离氨基酸、多酚氧化酶等物质，且含量较为丰富，具有滋补作用，为病后康复食补的佳品。山药含脂肪较少，几乎为零，而且所含的黏蛋白能预防心血管系统的脂肪沉积，防治动脉过早发生硬化。山药中的黏液多糖与矿物质类相结合，可以形成骨质，使软骨具有一定弹性。

选购窍门 优质的山药表面光洁，芽眼较浅。无毛根泥土、无干疤和糙皮、无病斑、无发芽、无虫咬和机械外伤。

食用宜忌

山药＋苦瓜	√	减肥，降血糖。
山药＋鸭肉	√	可除油腻，补肺。
山药＋鲫鱼	✗	容易引起水肿。
山药＋柿子	✗	易引起腹胀、腹痛。

养生食谱

橘皮山药粥

原料 大米、淮山药各100克，干橘皮15克（或鲜橘皮30克）。

做法 将大米淘洗干净；山药洗净去皮，剁成米粒大小的碎末；橘皮冲洗干净放入锅中，水开转小火，煎15～20分钟取汁。过滤后的橘皮汁倒入高压锅中，加入大米和山药，将锅盖盖好，按下煮粥键（10分钟）即可。

功效 滋阴润燥，止咳。

食疗验方

贫血 山药、红糖各50克，何首乌15克，大枣5枚。水煎服，饮汤，每日2次。

胃、十二指肠溃疡 山药25克，蒲公英40克，水煎，分2次服用。

肺结核 山药、粳米、百合各50克，冰糖适量。先将山药切成小块，与百合、粳米一同煮粥，再加冰糖调味服用。

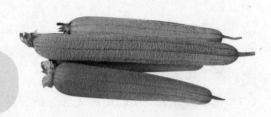

SI GUA
丝 瓜

别　名 天络瓜、布瓜、绵瓜。

性味归经 味甘，性凉；入肺、肝经。

养生功效 丝瓜有清热化痰、凉血解毒的功效，可用于治疗热病烦渴、咳嗽痰喘、便血尿血等症。丝瓜脉络丰富，可以通经活络、活血调经、通乳，对女士月经不调、痛经、产后乳汁不下等有很好的食疗作用。丝瓜还能保护皮肤、清除斑块，使皮肤洁白细嫩，是不可多得的美容佳品。

选购窍门 以果形端正、皮色青绿、有光泽、新鲜柔嫩、无损伤者为佳。

食用宜忌

丝瓜+虾米　√　清热解毒，止咳平喘，滋阴补肾。

丝瓜+洋葱　√　清热消暑。

丝瓜+菠菜　✗　会引起腹泻。

丝瓜+泥鳅　✗　会破坏丝瓜中的维生素 B_1。

养生食谱

蚌肉炒丝瓜

原料 蚌肉180克，鲜嫩丝瓜300克，猪骨汤100毫升，花生油、酱油、味精、陈醋、精盐、生姜、葱白各适量。

做法 蚌肉用清水揉搓净白，以无浊液为度，沥干水分待炒。丝瓜去皮用水冲净，切成薄片。用武火将蚌肉爆炒至半熟，放入陈醋再加丝瓜，文火炒至丝瓜变青绿色，拌上其他材料即可。

功效 清暑凉血，解毒通便。

食疗验方

暑天烦热口渴 鲜丝瓜叶 4~6 克，水煎服。

奶水不足 丝瓜 60 克，猪蹄 1 个，炖熟后当菜吃。

咽喉肿痛 丝瓜 125 克，蜂蜜适量。将丝瓜切段，然后捣烂绞汁，每次服用半茶杯，再加入蜂蜜，用沸水冲服。

HUANG GUA

黄 瓜

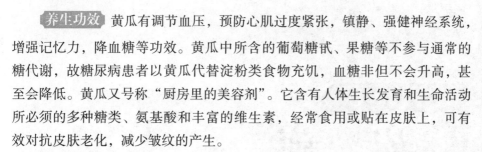

别 名 胡瓜、刺瓜、青瓜。

性味归经 味甘，性凉；入肺、胃、大肠经。

养生功效 黄瓜有调节血压，预防心肌过度紧张，镇静、强健神经系统，增强记忆力，降血糖等功效。黄瓜中所含的葡萄糖甙、果糖等不参与通常的糖代谢，故糖尿病患者以黄瓜代替淀粉类食物充饥，血糖非但不会升高，甚至会降低。黄瓜又号称"厨房里的美容剂"。它含有人体生长发育和生命活动所必须的多种糖类、氨基酸和丰富的维生素，经常食用或贴在皮肤上，可有效对抗皮肤老化，减少皱纹的产生。

选购窍门 优质的黄瓜皮色鲜绿，瓜形端正，条直硬棒，顶花带刺。

食用宜忌

黄瓜 + 紫菜 ✓ 清热益肾。

黄瓜 + 木耳 ✓ 平衡人体内的营养，且有利于减肥。

黄瓜 + 花生 ✗ 极易导致腹泻。

黄瓜 + 红枣 ✗ 黄瓜中的维生素 C 分解酶会破坏红枣中的维生素 C，导致营养流失。

养生食谱

百合小黄瓜

原料 百合50克，小黄瓜1~2条，鸡汤块、精盐、白糖、淀粉各少许。

做法 百合洗净，入水汆烫。小黄瓜洗净切条，热水汆烫捞起，摆在盘中。将适量鸡汤块放入热水中溶解，下百合、精盐、白糖等调味料，以淀粉勾芡。将百合勾芡浆淋在黄瓜上即成。

功效 清热解毒，安神定志。

食疗验方

咽喉炎 老黄瓜1根，去瓤子，用风化硝填满，阴干研末，少许吹入咽部。

冠心病 黄瓜汁30毫升，荷叶汁15毫升，生姜汁3毫升。三者混合均匀服用，早晚各1次。

烫伤、烧伤 黄瓜绞取汁，过滤，加入10%的氧化锌粉，敷在伤口处即可。

LIAN OU

莲 藕

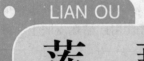

别名 荷梗、灵根、藕瓜。

性味归经 味甘，性凉；入心、肺、脾、胃经。

养生功效 生藕性凉，可清热除烦、凉血止血、散血散瘀；熟藕性温，可补心生血。莲藕含铁量较高，所以对缺铁性贫血的患者颇为适宜。莲藕中含有丰富的单宁酸，具有收缩血管和止血的作用，对于瘀血、吐血、衄血、尿血、便血的人，以及产妇、白血病患者极为合适。此外，莲藕还可以消暑清热，是夏季良好的祛暑食物。

选购窍门　好的莲藕外皮呈黄褐色、肉肥厚而白，两头带蒂，截口在藕节外，无破损，不带尾，不发黑，无异味，表面光滑。

食用宜忌

莲藕＋生姜　√　二者一起炖汤，可治夏季胃肠时令病，如呕吐、泄泻等。

莲藕＋黄鳝　√　滋阴血，健脾胃。

莲藕＋菊花　✗　容易导致肠胃不适。

莲藕＋大蓟　✗　莲藕活血，大蓟止血，故二者不可同食。

养生食谱

酸甜莲藕片

原料　莲藕 250 克，橙子、柠檬各 1 个，白糖适量。

做法　莲藕洗净，去皮，切成薄片，汆熟。橙子、柠檬分别洗净，切片。取一碗，放入莲藕、橙子、柠檬，加入白糖，拌匀入味即可。

功效　开胃，清凉消暑。

食疗验方

肺热咳嗽　莲藕洗净，榨汁 100～150 毫升，加蜂蜜 30 克，拌匀后饮用。每日 1 次，连续数日。

多汗症　莲藕 250 克，浮小麦 150 克。二者加适量水煎服，早、晚各服 1 次。

中暑　莲藕 200 克，白糖适量。将莲藕加水煎煮，再放入适量白糖当茶饮用。

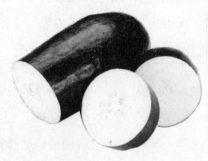

● **DONG GUA**

冬 瓜

别　名 白瓜、东瓜、枕瓜。

性味归经 味甘、淡，性凉；入肺、大肠、膀胱经。

养生功效 冬瓜利尿的功效很显著，因此对各类疾病引起的水肿都有很好的消肿功效。冬瓜尤其是冬瓜仁，含尿酶、腺碱等，可清肺热、排脓、化痰、利湿，又可以利尿平喘，是治疗痰热咳喘的食疗佳品，适用于治疗慢性气管炎、肺脓肿等。冬瓜瓤中有葫芦巴碱，能促进人体新陈代谢，抑制糖类转化为脂肪。

选购窍门 以瓜身周正、外形完整、瓜皮有白霜，无疤痕、皮薄细嫩者为佳。

食用宜忌

冬瓜＋海带	✓	去脂降压，清热利尿。
冬瓜＋白菜	✓	清热解毒，减肥润燥。
冬瓜＋鲫鱼	✗	易导致机体失水过多。
冬瓜＋精盐	✗	影响冬瓜化痰止咳疗效的发挥。

养生食谱

核桃仁拌冬瓜

原料 冬瓜100克，核桃仁10克，大蒜、香油、醋、精盐各适量。

做法 冬瓜去皮，洗净，切丝；核桃仁洗净。将核桃仁、冬瓜丝一起用开水煮几分钟，捞出，沥干水备用。大蒜洗净，捣成蒜泥，与香油、醋、精盐一同加入冬瓜丝、核桃仁，拌匀即成。

功 效 行气，利小便，适用于前列腺肥大，症见排尿无力、失禁或遗尿、尿滴不尽等。

食疗验方

黄褐斑 冬瓜汁、醋等量，调匀搽面部，每日 2 ~ 3 次，搽后过 10 分钟洗去，连用半月即可除净。

流行性腮腺炎 冬瓜种子 10 克，丝瓜 50 克。二者加适量水一同煎汤服，一日 2 次。

肾炎水肿 冬瓜皮、西瓜皮、白茅根、玉米须各 15 克，红豆 60 克。加水煎煮，分 3 次服。

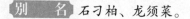

LU SUN

芦笋

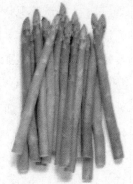

别　名 石刁柏、龙须菜。

性味归经 味甘，性寒；入肺、胃经。

养生功效 芦笋中含有镁、钼等多种微量元素，经常食用对心脏病、高血压等疾病均有一定的治疗作用。芦笋可以使细胞生长正常化，具有防止癌细胞扩散的功能，对膀胱癌、肺癌、皮肤癌和肾结石的防治等都有一定效果。芦笋有清热、利小便的功效，夏季食用能够清凉降火、消暑止渴。

选购窍门 优质的芦笋形状正直、色泽浓绿、笋尖花苞紧密、表皮鲜亮不萎缩、细嫩粗大、基部未老化、手折即断。

食用宜忌

芦笋 + 猪肉　√　有利于人体对维生素 B_{12} 的吸收。

芦笋 + 香菇　√　滋补健身，养胃抗癌。

芦笋 + 巴豆　✗　对身体不利。

养生食谱

芦笋菌汤

原料 芦笋、香菇、鱼汤、调味品各适量。

做法 将芦笋、香菇择洗净，切成小块。锅内放入鱼汤和香菇熬煮，再放入芦笋、调味品，煮熟即可。

功效 驱寒暖胃，润肺止咳，宽肠通便。

食疗验方

消化不良 芦笋8根，碎冰4块，凉开水60毫升。芦笋榨取汁液倒入杯中，然后再放入冰块、凉开水，搅匀后即可直接饮用。

润肺祛痰 鲜芦笋100克，绿茶5克。将鲜芦笋洗净，切成1厘米的小段，砂锅内加水后，中火煮沸放入芦笋，加入用纱布裹扎的绿茶，煎煮20分钟，取出茶叶袋即成。代茶频频饮服。

癌症 芦笋5根，胡萝卜1根，碎冰3块，凉开水30毫升。将芦笋段和胡萝卜条放进榨汁机中，加入凉开水一起榨取汁液，然后把冰块放入杯中，倒入菜汁调匀即可饮服。

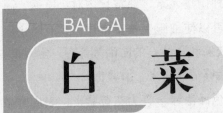

BAI CAI

白 菜

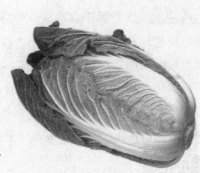

别　名 结球白菜、包菜、绍菜。

性味归经 味甘，性微寒；入肺、胃、大肠经。

养生功效 白菜含有丰富的维生素C和膳食纤维，可预防感冒，帮助排便，防止大便干结，还有利尿之功，有助于整肠健胃和清热退火。白菜中含有丰富的维生素C、维生素E，多吃白菜，可以起到很好的护肤和养颜效果。

用白菜叶贴脸还可减少面部粉刺生长。白菜还具有抗癌功效，对于预防乳腺癌、大肠癌等疾病均有帮助。

选购窍门 好的白菜外形整齐，大小均匀，包心紧实，有重量感，用手捏手感坚实，叶片新鲜水嫩，没有斑点和腐坏。

食用宜忌

白菜＋辣椒　√　促进肠胃蠕动，帮助消化。

白菜＋猪肉　√　滋阴润燥。

白菜＋兔肉　✕　易引起腹泻或呕吐。

白菜＋蛋清　✕　蛋清中的锌会加快白菜所含维生素 C 的氧化速度，从而降低其营养价值。

养生食谱

白菜排骨汤

原料 猪排骨 500 克，白菜 250 克，香菜、精盐、花生油、葱、姜各适量。

做法 白菜洗净，切细长方块；香菜择洗后切段；葱切段；姜切片；排骨洗净，剁段，用沸水焯过。炒锅上油加热，下葱段、姜片炝锅，放入排骨，用大火煸炒。注入适量开水，用中火烧熟，再下入白菜块烧到半熟，加精盐，用小火炖烂，加香菜即成。

功效 补钙，补益脾胃，增进食欲。

食疗验方

感冒 白菜连根 150 克，葱白、生姜各 15 克。将白菜洗净，切碎，同葱白、生姜一起加水煎煮，去渣饮汤。每日 2 次，连服 3 天。

齿龈出血 生白菜 125 克，白糖 25 克。将白菜洗净，切碎挤汁，加入冰糖溶化，一次服下，每日 2 次。

腮腺炎 白菜根 2 棵，1 棵煎水内服，1 棵捣烂外敷，每日 1 次。

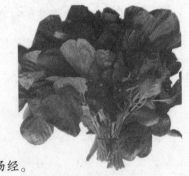

XIAN CAI

苋 菜

别　名 野苋菜、赤苋、荇菜。

性味归经 味微甘，性凉；入肺、大肠经。

养生功效 苋菜叶含有高浓度赖氨酸，可补充谷物氨基酸的不足；苋菜富含易被人体吸收的钙质，对婴幼儿和青少年的牙齿、骨骼的生长可起到促进作用。苋菜能帮助消化、疏通大便，常食苋菜可以减肥轻身，促进排毒，防止便秘。苋菜含有丰富的铁、钙和维生素K，具有促进凝血、增加血红蛋白含量、提高携氧能力、促进造血等功能。

选购窍门 以色正、质嫩肥壮、匀滑柔软、无枯黄叶、无病虫害、根白干净者为佳。

食用宜忌

苋菜＋豆腐	✓	二者炖汤，具有清热解毒、生津润燥的功效。
苋菜＋鸡蛋	✓	可增强人体免疫功能。
苋菜＋甲鱼	✗	难以消化，甚至会造成肠胃积滞，影响健康。
苋菜＋菠菜	✗	影响钙的吸收。

养生食谱

苋菜粥

原料 苋菜100克，粳米50克，味精、精盐、香油、葱、蒜、姜末各适量。

做法 苋菜洗净，切碎末；粳米用水淘洗干净。将粳米放入锅中，加水适量，武火烧沸，再改用文火慢慢熬煮。至粥稠时，加入苋菜末，煮沸片刻，调入味精、精盐、葱、蒜、姜末，再加香油适量即可食用。

功效 清热利湿，凉血止痢，适用于急、慢性痢疾，肠炎腹泻等症。

食疗验方

痢疾 用油煸炒苋菜，调以精盐、醋、大蒜，佐餐食。

湿热水肿 苋菜 60 克，空心菜 100 克，切碎，一起用水煎服，或代茶饮用。

疮疖 鲜苋叶加白糖捣烂，敷于患处，每天换药 2 ~ 3 次。

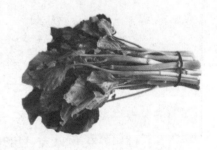

JIE CAI
芥 菜

别 名 雪里红、盖菜、雪菜。

性味归经 味苦、辛，性温；入肺、大肠经。

养生功效 芥菜中含有大量的抗坏血酸，是活性很强的还原物质，参与机体重要的氧化还原过程，能增加大脑中氧含量，激发大脑对氧的利用，有醒脑提神、解除疲劳的作用。芥菜还有解毒功效，能抗感染和预防疾病的发生，抑制细菌毒素的毒性，促进伤口愈合。芥菜还有温中理气、宣肺化痰的作用，对脾胃虚寒、寒痰阻滞所致的胸闷咳嗽有很好的作用。

选购窍门 好的芥菜叶片完整，没有枯黄及开花现象，叶边缘钝锯齿明显，菜叶呈长圆形或倒卵形。

食用宜忌

| 芥菜＋甘薯 | √ | 表散寒邪，宽中，利肠胃。 |
| 芥菜＋黄豆 | √ | 润肺祛痰，益气安神。 |

芥菜+醋　✖　会破坏芥菜中的胡萝卜素。

芥菜+鲫鱼　✖　生化反应中会产生某些刺激性物质，进入肺、肾，特别是肾，使二脏宣导失常，亦可引发水肿。

养生食谱

雪里红炒百合

（原料）腌雪里红300克，鲜百合200克，麻油、精盐各适量。

（做法）将雪里红洗净后拧干水，切极细；百合洗净待用。锅烧热，下麻油，待油烧至五成热时，放入雪里红煸炒，2~3分钟后，再加入百合同炒，略加水，下适量精盐调味，旺火烧至百合熟时，即可起锅装盘。

（功效）解毒消肿，清热除烦。

食疗验方

（咳血、肺痨）鲜芥菜捣汁一杯，冲开水慢慢饮下。

（痢疾）芥菜根烧炭存性，研细末，用蜜糖水调服6克，每日2次。

（咽痛喑哑）腌制芥菜干30克，用开水冲汤含漱，内服也可。

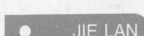

JIE LAN

芥 蓝

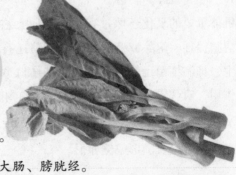

（别　名）芥蓝菜、盖菜、芥兰。

（性味归经）味甘、辛，性凉，入大肠、膀胱经。

（养生功效）芥蓝中含有大量粗纤维，经常食用能防止便秘。芥蓝中的有机碱，能刺激人的味觉神经，增进食欲，还可加快胃肠蠕动，帮助消化。芥蓝中的金鸡纳霜成分还能抑制过度兴奋的体温中枢，有清热解暑的作用。芥蓝还有降低胆固醇、软化血管、预防心脏病的功效。芥蓝有止痛生肌的功效，能促进胃与十二指肠溃疡的愈合。

选购窍门 优质的芥蓝形状端正、鲜嫩光滑、肥硕膨大、无裂缝、无网状花纹、无叶片、不带泥，重量相对较沉。

食用宜忌

芥蓝＋鸭肉　✓　补血养颜，乌须黑发。

芥蓝＋牛肉　✓　温中利气。

芥蓝＋牛肝　✗　影响维生素的吸收。

芥蓝＋黄瓜　✗　黄瓜中的维生素C分解酶会破坏芥蓝中的维生素C。

养生食谱

芥蓝鲜鱿

原料 鲜鱿鱼、芥蓝各300克，酱油、精盐、淀粉、胡椒粉、香油、姜、食用油、料酒、白糖各适量。

做法 芥蓝洗净沥干，切成段；鲜鱿鱼撕去外皮，洗净后斜刀剞花，切成大块。鱿鱼中加入酱油、精盐、淀粉、胡椒粉、香油腌制片刻，芥蓝与姜片、食用油、料酒、白糖拌匀，盖上保鲜膜后扎孔，以微波高火加热2分钟。将鱿鱼放在芥蓝上，以微波高火加热4分钟，取出搅匀即可。

功效 降压，利尿，增进食欲。

食疗验方

咽喉红肿疼痛 芥蓝根30克，橄榄10个，水煎代茶饮。

牙龈出血 芥蓝适量，绞取汁液，涂抹在出血处即可。

感冒 芥蓝根30克，苏叶、薄荷叶各10克，水煎服。

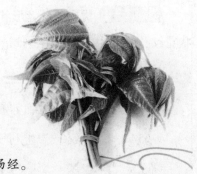

XIANG CHUN

香椿

别　　名 白椿、香椿芽、香椿头。

性味归经 味苦，性平；入肺、胃、大肠经。

养生功效 香椿味道芳香，有醒脾、开胃的作用。香椿含有维生素 E 和性激素物质，有抗衰老和补阳滋阴的作用，对不孕不育症有一定疗效。香椿具有清热利湿、利尿解毒的功效，是辅助治疗肠炎、痢疾、泌尿系统感染的良药。香椿含有丰富的维生素 C、胡萝卜素，有助于增强机体免疫功能，并有很好的润滑肌肤的作用，是保健美容的良好食品。

选购窍门 散发清香味、色泽翠绿、芽叶细而卷、尖端略呈红绿色、手感柔软者为佳。

食用宜忌

香椿＋鸡蛋	√	滋阴润燥，泽肤健美，增强人体抗病防病能力。
香椿＋竹笋	√	清热解毒，利湿化痰。
香椿＋菜花	✕	会影响香椿中钙的吸收。
香椿＋黄瓜	✕	影响对维生素 C 的吸收。

养生食谱

香椿煎豆腐

原　料 香椿、笋片各 50 克，嫩豆腐 200 克，食用油、鲜汤、精盐、酱油、白糖、料酒各适量。

做　法 嫩豆腐洗净，切成厚片备用；香椿洗净，放入滚水中焯一下，捞出沥干水分，切成粗末备用。锅内加食用油，烧至五成热，放入豆腐，两面均煎成金黄色捞出。锅内留余油，放入香椿末煸炒，加笋片、豆腐、鲜汤、料酒、酱油、精盐、白糖，烧至汤汁浓稠即可。

功效 滋阴润燥，清热解毒。

食疗验方

腹泻 香椿树皮 50 克，干姜 15 克，甘草 10 克。一同碾成细末，每次服用 3 克，每日 3 次。

痈疮肿毒 用鲜香椿芽、蒜瓣、精盐捣烂外敷。

便血 香椿根白皮 90 克，地榆炭、忍冬花各 45 克。一同焙干，研成细末，每次服用 6 克，用温开水送服，每日 3 次，连服 5 天。

YOU MAI CAI

油麦菜

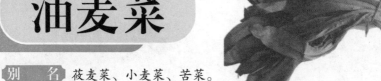

别　名 莜麦菜、小麦菜、苦菜。

性味归经 味甘、苦，性凉；入胃、膀胱经。

养生功效 油麦菜具有降低胆固醇、治疗神经衰弱、清燥润肺、化痰止咳等功效。油麦菜富含抗坏血酸、叶酸和维生素 A，抗坏血酸能刺激造血和清血，促进血中胆固醇转化，使血脂下降，叶酸能保护心血管，维生素 A 能维护正常视力和皮肤健康。油麦菜中含有莴苣素，具有镇静作用，经常食用有助于消除紧张、帮助睡眠、治疗神经衰弱等。

选购窍门 优质的油麦菜色泽新鲜，质地鲜嫩，根部短，分节少，颜色自然发绿。

食用宜忌

油麦菜＋芝麻酱　√　补充钙质。

油麦菜＋豆豉　√　利尿除湿，清热解毒。

蒜蓉油麦菜

原料 油麦菜 300 克，蒜蓉 20 克，精盐、鸡精、食用油各适量。

做法 将油麦菜洗净，用手撕成段。油烧热，放入油麦菜，迅速翻炒至油麦菜翠绿，加精盐、鸡精、蒜蓉调味即可。

功效 降低胆固醇，清燥润肺，化痰止咳。

食疗验方

妊娠呕吐 油麦菜、韭菜各 50 克，生姜 20 克。捣烂取汁服用，每日 2 剂，7 天为一疗程。

失眠 油麦菜 200 克，洗净切段，加适量芝麻酱调味。每天食用 1 次。

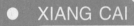

XIANG CAI

香 菜

别　名 胡荽、香荽、芫荽。

性味归经 味辛，性温；入肺、胃经。

养生功效 香菜辛香升散，具有促进胃肠蠕动、刺激食欲、增进消化的功能，对于纳食不香的人来说是很好的开胃作料。香菜特殊的香味还能刺激汗腺分泌，促使机体发汗，解表治感冒，并可解毒透疹，对感冒和小儿麻疹患者有治疗作用。香菜具有利尿的作用，有利于维持血糖水平，适合糖尿病患者食用，而且还能促进人体血液循环，对降血压也有一定疗效。

选购窍门 以颜色碧绿、具有浓郁香味、菜叶质地脆嫩者为佳。

食用宜忌

香菜+鳝鱼　√　促进胃肠蠕动，促进营养物质的消化吸收。

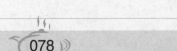

香菜＋羊肉	√	补益气血，固肾壮阳。
香菜＋猪肉	✕	易助湿热而生痰。
香菜＋黄瓜	✕	会破坏香菜中的维生素 C。

养生食谱

香菜粥

原料 香菜 25 克，大米 50 克，红糖 10 克。

做法 将香菜洗净切碎，取大米、红糖兑水，先煮成稀糊。待粥将熟时，放入香菜，再煮沸即可。

功效 发汗透疹，消食下气，适用于小儿麻疹。

食疗验方

肠道蛔虫 香菜子 30 克，捣碎，加水 300 毫升，浓煎取汁，一次服。

感冒咳嗽 香菜 50 克，麦芽糖 25 克，米汤半碗。将香菜和麦芽糖放在碗内，加入米汤，等麦芽糖蒸溶后服之，一日 3 次。

高血压 鲜香菜、葛根各 10 克，用水煎服，早晚各 1 次，每次服 50 毫升，服 10 天为 1 个疗程。

CAI HUA

菜 花

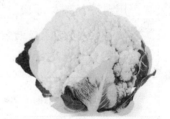

别　名 花菜、花椰菜、番芥蓝。

性味归经 味甘，性平；入脾、胃、肾经。

养生功效 菜花中含有一种非常强的抗癌活性酶，能刺激细胞制造对机体有益的保护酶，可使细胞形成对抗外来致癌物侵蚀的膜，对防治多种癌症起到积极的作用。菜花中含有丰富的抗坏血酸，能增强肝脏的解毒能力，防止感冒和坏血病的发生，同时也有助于消除疲劳。菜花属于高纤维蔬菜，能有效降低肠胃对葡萄糖的吸收，进而降低血糖，有效控制糖尿病。

选购窍门 好的菜花呈白色或奶白色，花球干净、坚实、紧密，外层叶子呈绿色且紧裹菜花，拿在手里有坠手的感觉。

食用宜忌

菜花＋粳米、红糖　✓　活血美容，润肠通便。

菜花＋猪肉　✓　提高人体免疫力。

菜花＋生黄瓜　✗　生黄瓜中的维生素 C 分解酶会分解菜花中的维生素 C。

菜花＋豆浆　✗　影响豆浆中钙的消化吸收。

养生食谱

虾米炒菜花

原料 新鲜菜花400克，水发虾米、葱段各50克，湿淀粉1茶匙，绍酒半茶匙，植物油、精盐、鸡精各适量。

做法 菜花洗净，掰成小块，放入开水锅中烫至断生捞出，用凉水过量，沥干水分待用。炒锅置中火上，加入油，烧至温热，下葱段炸出香味弃之，随后烹入绍酒，加入约4汤匙水和少许鸡精，下虾米、菜花、精盐，烧至入味，用湿淀粉勾芡即成。

功效 排气通便，帮助消化，延缓衰老。

食疗验方

咳嗽 菜花茎、叶100～200克，蜂蜜适量。将菜花茎、叶洗净、榨汁，然后煮沸，待稍温后加入蜂蜜调匀服之。

食道癌梗阻 鲜菜花500克，米醋8克，蜂蜜10克。将菜花剥开洗净，榨汁，加米醋、蜂蜜一同拌均匀，慢慢服用，须长期坚持服用。

醉酒 菜花捣汁，加白糖饮服。

MA CHI XIAN

马齿苋

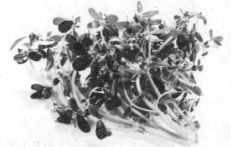

别　　名 长命草、五行草。

性味归经 味甘、酸，性寒；入心、肝、脾、大肠经。

养生功效 马齿苋中含有丰富的不饱和脂肪酸，它能抑制人体内血清胆固醇和甘油三酯的生成，帮助血管内皮细胞合成前列腺素，降低血液黏度，促使血管扩张，可以预防血小板聚集、冠状动脉痉挛和血栓形成，从而起到防治心脏病的作用。马齿苋还是辅助治疗糖尿病的天然良药。马齿苋含有高浓度的去甲肾上腺素，能促进胰岛素的分泌，调节人体内糖代谢过程，从而具有降低血糖浓度、保持血糖稳定的作用。

选购窍门 好的马齿苋茎平卧或斜倚，伏地铺散，多分枝，圆柱形，长10~15厘米，淡绿色或带暗红色。

食用宜忌

马齿苋+猪肝	√	益肝明目，宽中下气。
马齿苋+大蒜	√	清热止痢，乌发美容。
马齿苋+螃蟹	✕	易导致流产。
马齿苋+茼蒿	✕	会阻碍人体对茼蒿中所含的钙、铁的吸收。

养生食谱

马齿苋猪肉鲫鱼汤

原料 马齿苋500克，猪瘦肉100克，鲫鱼1条，蒜头2个，生姜3片，调味品适量。

做法 所有材料分别洗净，马齿苋切段，猪瘦肉切薄片。鲫鱼宰洗净，煎至微黄。将鲫鱼、姜、蒜同下瓦煲，加入清水 2000 毫升煲约 45 分钟，下马齿苋、猪瘦肉，再继续煲 15 分钟，下调味品调味即可。

功效 补血，润肠，通便。

食疗验方

尿血 鲜马齿苋绞汁，取藕汁等量，每次半杯（约 60 毫升），以米汤和服，1 日 2 次。

心火旺盛、腹泻 马齿苋 100 克，绿豆 50 克，煎汤即可，每日服用 2 次。

过敏性皮炎全身发痒 马齿苋 500 克，用水煎煮，取汁沐浴。每日 2 次，3 ~ 5 日即可治愈。

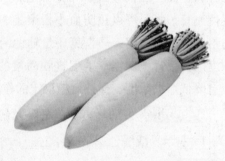

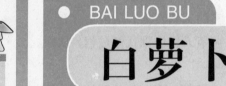

● BAI LUO BU

白萝卜

别　名 菜菔、芦菔。

性味归经 味甘，性凉；入脾、肺经。

养生功效 白萝卜中含有大量的植物蛋白、维生素 C 和叶酸，进入人体后可洁净血液和皮肤，降低血脂，软化血管，维持血管弹性，稳定血压，预防冠心病、动脉硬化、胆结石等疾病。常吃白萝卜还有助于减肥，白萝卜含热量较少，膳食纤维较多，吃后易产生饱胀感，且白萝卜富含维生素 C，能抑制黑色素形成，阻止脂肪氧化，防止脂肪沉积。

选购窍门 以根形完整、表面光滑无褶皱、中型偏小、分量较重，捏起来表面比较硬实者为佳。

食用宜忌

白萝卜 + 牛肉　✅　利五脏，益气血。

白萝卜 + 豆腐　✅　有助于增强消化能力，利于人体对营养的吸收。

白萝卜＋橘子　❌　会诱发甲状腺肿大。

白萝卜＋黑木耳　❌　会导致皮炎。

养生食谱

羊肉炖萝卜

原料　白萝卜、羊肉、姜、料酒、精盐各适量。

做法　将白萝卜、羊肉洗净，切块备用。锅内放入适量清水，将羊肉下锅，开锅五六分钟后捞出羊肉，把水倒掉。重新换水烧沸后放入羊肉、姜、料酒、精盐，炖至六成熟，加入白萝卜，继续炖至熟。

功效　顺气消食，生津开胃，温补气血。

食疗验方

小儿食物停滞、消化不良　白萝卜、葱白各适量，捣汁饮。

风寒咳嗽　白萝卜1根，生蜜30克，白胡椒5粒，麻黄3克。放碗内蒸熟服用。

高血脂　白萝卜60克，冬瓜皮10克，莴苣皮15克，用适量清水煎煮，取汁饮用。

LA JIAO

辣　椒

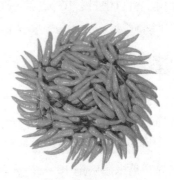

别　名　番椒、海椒、辣子。

性味归经　味辛，性热；入脾、胃经。

养生功效　辣椒素能使心跳加快、皮肤血管扩张、血液流向体表，起到温中散寒、辛温解表、医治风寒感冒的功效。辣椒含有大量维生素C，食用后可使肝脏中的维生素C含量增加，从而提高肝脏的解毒能力，加速胆固醇转化，降低胆固醇和血脂，防止和推迟动脉粥样硬化，有助于防止血栓的形成，有预防冠心病的作用。辣椒素还可以促进激素分泌，从而加速新陈代谢，以达到燃烧体内脂肪的效果，从而起到减肥的作用。

选购窍门 以大小均匀、果皮坚实、肉厚脆嫩、不裂口、无斑、无虫咬者为佳。

食用宜忌

辣椒＋虾 ✓ 开胃消食、壮阳益精，提高人体免疫力。

辣椒＋鳝鱼 ✓ 增强降血糖的功效。

辣椒＋白菜 ✓ 促进胃肠蠕动，帮助消化。

辣椒＋生黄瓜 ✗ 生黄瓜中的维生素 C 分解酶会大量破坏辣椒中的维生素 C。

养生食谱

红油辣椒丝

原料 红尖辣椒 5000 克，精盐 900 克，香油、酱油各 500 克。

做法 先将红辣椒摘去把，洗净，切成细丝，放缸内加精盐腌制，其间每天翻 2 次。7 天后，把辣椒丝捞出，压去些水分，再加入酱油和香油，放入缸内，将口密封，10 天后即成。

功效 开胃健脾，增进食欲。

食疗验方

冻疮、秃发 用辣椒酒（尖头小辣椒 6 克，切细，用烧酒 30 克浸泡 10 天，过滤去渣即成）频搽患处；一日搽数次，有促进毛发再生之功。

风湿骨痛、跌打肿痛 辣椒 5 克，米酒 500 毫升，冰糖适量。冰糖、辣椒捣碎，用米酒浸泡 10 天，然后过滤，每次服用 10 毫升，并涂擦在患处，没有冰糖可用白糖。

偏头痛 辣椒根 10 枝，白糖适量。将辣椒根水煎去渣，再放入白糖调服。

QING JIAO

青　椒

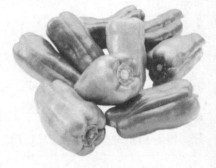

别　名 柿子椒、灯笼椒、甜椒。

性味归经 味辛，性热；入心、脾经。

养生功效 青椒含有丰富的维生素和微量元素，能增强人的免疫力，缓解疲劳，所含辣椒素可阻止坏细胞的新陈代谢，从而终止细胞组织的癌变过程，降低癌症的发生率，并有刺激唾液和胃液分泌的作用，可增进食欲，促进肠道蠕动，帮助消化。青椒还可以防治坏血病，对牙龈出血、贫血、血管脆弱均有辅助治疗作用。

选购窍门 以成熟度适宜、果肉肥厚、果形一致且均匀、无腐烂、无虫蛀、无病斑者为佳。

食用宜忌

青椒＋蛋黄　　✓　　温补脾肾，益智纳气。

青椒＋豆腐干　✓　　美容益智。

青椒＋生黄瓜　✗　　黄瓜中的维生素 C 分解酶会破坏青椒中的维生素 C。

青椒＋南瓜　　✗　　南瓜中的维生素 C 分解酶会破坏青椒中的维生素 C。

养生食谱

凉拌青椒

原料 青椒 300 克，精盐、味精、香油、酱油各适量。

做法 将青椒去蒂、子，洗净切成滚刀块，放入开水锅中氽透，捞出沥干水，放入碗中用精盐腌制 30 分钟左右，倒掉腌出的水，加入酱油、味精、香油，拌匀即可。

功效 促进脂肪代谢，防治血管硬化、冠心病及脑血管病。

食疗验方

脱发 青椒切碎，在烧酒中浸泡 10 天，涂擦脱发部位。

食欲不振 青椒 2 个，洗净，榨汁饮用。

皮肤粗糙及过敏性皮肤病 番茄 10 克，青椒 120 克，蜂蜜 4 克，水 300 毫升。将番茄和青椒分别捣碎取汁，与蜂蜜一起兑入热水中饮用。

西葫芦

XI HU LU

别　　名 茭瓜、白瓜、菜瓜。

性味归经 味甘，性平；入脾、胃、肾经。

养生功效 西葫芦具有清热利尿、除烦止渴、润肺止咳、消肿散结的功效，可用于辅助治疗水肿腹胀、烦渴、疮毒以及肾炎、肝硬化腹水等症。西葫芦富含胡萝卜素，食后可阻止人体致癌物质的合成，从而减少癌细胞的形成，降低人体癌症的发病率，同时还可起到降糖和提高机体抗病毒能力的功效。西葫芦富含水分及葫芦巴碱，有润泽肌肤的作用。西葫芦中的功能成分还可调节人体代谢，具有减肥的功效。

选购窍门 优质的西葫芦颜色鲜绿，瓜体均匀周正，表面光滑，没有损伤。

食用宜忌

西葫芦 + 瘦肉　✔　利于蛋白质的吸收。

西葫芦 + 虾仁　✔　可满足人体对蛋白质和钙的需求。

西葫芦＋黄瓜　✖　黄瓜中的维生素 C 分解酶会破坏西葫芦中的维生素 C。

西葫芦＋芦笋　✖　会加重脾胃虚寒症状。

养生食谱

西葫芦盅

原料 西葫芦 250 克，蜂蜜 8 克。

做法 将西葫芦洗净，去瓤。将蜂蜜倒入去瓤的西葫芦中，再将西葫芦上笼蒸熟即可。饮蜜汁，食西葫芦肉。

功效 清肺，化痰，平喘。适用于呼吸急促、喉中痰鸣。

食疗验方

孕妇肢体水肿 用西葫芦烧汤喝。

糖尿病 西葫芦适量，洗净，切碎，榨汁饮用。

水肿腹胀 取西葫芦瓤适量，捣成泥，涂于脸部和颈部。

● NAN GUA

南 瓜

别名 倭瓜、金瓜、饭瓜。

性味归经 味甘，性温；入胃、大肠经。

养生功效 南瓜含有丰富的维生素 A、维生素 E，可增强机体免疫力。南瓜中含有果胶，能够保护胃肠道黏膜免受粗糙食物的刺激，促进溃疡的愈合，因此也是胃病和十二指肠溃疡患者的首选食物。南瓜中所含的维生素、胡萝卜素和碳水化合物能刺激皮肤的新陈代谢、增进血液循坏，从而使皮肤细嫩光滑、肤色红润，对美容健肤有着独特的功效。

[选购窍门] 以果实结实、老熟健壮、瓜形整齐、瓜肉肥厚、色正味纯者为佳。

食用宜忌

南瓜 + 虾皮	✓	护肝，补肾，强体。
南瓜 + 红枣	✓	补中益气，收敛肺气。
南瓜 + 鲤鱼	✗	易导致腹泻。
南瓜 + 羊肉	✗	会导致胸闷、腹胀。

养生食谱

南瓜大麦羹

[原料] 南瓜、大麦各 100 克，红枣数颗，白糖适量。

[做法] 南瓜去皮，切丁备用。锅内加水煮沸，放入大麦并以武火煮沸，然后加入去核的红枣，改以文火煮至大麦裂开。加入南瓜丁，煮至大麦熟透后加入白糖，继续煮至白糖溶解即可。

[功效] 补中益气，降脂降糖，减肥轻体。

食疗验方

[哮喘] 老南瓜 150 克，薏苡仁 15 克，生姜 10 克，红糖 30 克。将上述材料一同加入适量的水煎汤，饮汤吃瓜，早、晚各服 1 次。

[高脂血症] 将南瓜块和橙子块放入水中小火煮 5 分钟，再倒入适量纯牛奶，煮开即可。

[胆囊炎] 南瓜花、金钱草各 40 克，百合 20 克，蚶壳草 25 克。将上述药材加水煎服，每日 2 ~ 3 次。

水果类

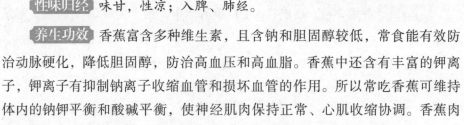

XIANG JIAO

香 蕉

别　名 香牙蕉、蕉果、甘蕉。

性味归经 味甘，性凉；入脾、肺经。

养生功效 香蕉富含多种维生素，且含钠和胆固醇较低，常食能有效防治动脉硬化，降低胆固醇，防治高血压和高血脂。香蕉中还含有丰富的钾离子，钾离子有抑制钠离子收缩血管和损坏血管的作用。所以常吃香蕉可维持体内的钠钾平衡和酸碱平衡，使神经肌肉保持正常、心肌收缩协调。香蕉肉质黏软，且含有粗纤维，能润滑肠道，从而防治便秘。

选购窍门 优质的香蕉果皮呈鲜黄或青黄色，果实肥大，果形整齐美观，梳柄完整，无缺只和脱落现象，色泽鲜艳，香气芬芳，皮薄，无损伤，无霉烂。

食用宜忌

香蕉＋酸奶	√	可帮助消化，调节肠胃功能。
香蕉＋巧克力	√	兴奋神经系统，改善心境。
香蕉＋土豆	✕	易导致面部生斑。
香蕉＋西瓜	✕	易引起腹泻。

养生食谱

烩香蕉汤

原料 香蕉250克，白糖适量。

做法 香蕉去皮，切成小丁。锅置火上，加入清水250克，下入白糖，烧至糖化水沸，撇去浮沫，放入香蕉丁，待香蕉丁漂起时起锅，盛入汤碗中即可。

功效 清热生津，滋阴润肠。

食疗验方

胆固醇高 鲜香蕉柄100克，用清水洗净，切片，放入杯内，用沸水冲泡，当茶饮用，每日1次，连服20天。

大便燥结 香蕉2根，连皮放入500毫升水中，用小火煮20分钟后，喝汤并连皮吃香蕉。

血淋 鲜香蕉根150克，旱莲草40克。水煎，分2~3次服。

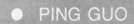

PING GUO

苹 果

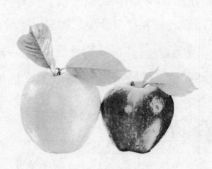

别 名 频果、天然子、柰子。

性味归经 味甘，性平；入脾、胃经。

养生功效 苹果中含有丰富的果胶，有保护肠壁、活化肠内有用细菌、调整肠胃功能的作用，还有消除便秘、稳定血糖、美肤、吸附胆汁和胆固醇的作用，能够有效防治高血压、高血脂、高血糖，清理肠道，预防大肠癌。苹果中的果胶和微量元素铬还有助于保持血糖的稳定。孕妇每天吃适量苹果，有助于减轻孕期反应。

选购窍门 优质的苹果个体适中，果皮光洁，颜色艳丽，软硬适中，果皮无虫眼和损伤，肉质细密，酸甜适度，气味芳香。

食用宜忌

苹果 + 茶叶 √ 可有效防治冠心病、动脉粥样硬化等疾病。

苹果 + 银耳 √ 润肺止咳。

苹果 + 白萝卜 ✕ 易导致甲状腺肿大。

苹果 + 生胡萝卜 ✕ 生胡萝卜中的维生素 C 分解酶会破坏苹果中的维生素 C。

养生食谱

八宝苹果

原料 苹果 8 个，白糖 100 克，糯米 30 克，瓜子仁 10 克，水淀粉、蜜枣、青梅、橘饼、核桃仁、葡萄干、金糕各 25 克，糖桂花适量。

做法 将苹果洗净，去皮，挖空心，蒂切下作盖；糯米淘洗干净上笼蒸熟，取出待用；瓜子仁、核桃仁、青梅、橘饼、蜜枣、金糕等切成小丁。将各种丁料加白糖、葡萄干、糖桂花糯米一起搅拌成馅，然后装入苹果内，盖上盖，放在大盘内，入笼置火上蒸熟，取出放入大平盘内。炒锅内加清水、白糖、糖桂花一起熬成浓汁，用水淀粉勾芡，撒入金糕丁，浇在苹果上即成。

功效 强身健体，益寿延年。

食疗验方

口腔溃疡 苹果 2 ~ 3 个。洗净后不削皮直接放入锅中，加些水，煮熟，连皮带水一起吃下。

老人体虚、便秘 苹果 1 个，芦荟 1 片。将苹果削去皮，切片，将芦荟去外皮，取肉汁，将二者放入果汁机榨汁 1 杯，每天晚饭后饮用。

妊娠呕吐 新鲜苹果皮 60 克，粳米 30 克。将粳米炒黄，加苹果皮与水同煮，饮米汤。每日 3 次。

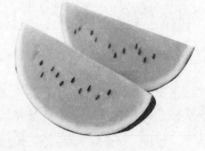

XI GUA
西 瓜

别　　名 水瓜、寒瓜、夏瓜。

性味归经 味甘，性寒；入心、胃、膀胱经。

养生功效 西瓜可清热解暑，除烦止渴。西瓜含水分较多，可改善急性热病发烧、口渴汗多、烦躁的症状。西瓜中的钾，不仅有利尿作用，还有利于降低血压。西瓜所含的糖和无机盐能消除肾脏炎症，蛋白酶能把不溶性蛋白质转化为可溶的蛋白质，增加肾炎患者的营养。新鲜的西瓜汁和鲜嫩的瓜皮能增加皮肤弹性，减少皱纹，增添光泽，使人变得更年轻。

选购窍门 成熟的西瓜瓜体整齐，头尾两端匀称，脐部和瓜蒂凹陷较深，四周饱满。瓜柄为绿色，瓜表面光滑，花纹清晰，纹路明显，底部发黄，用手指弹，发出"嘭嘭"声，掂起来有空飘感。

食用宜忌

西瓜＋绿茶	√	生津止渴。
西瓜＋鳝鱼	√	补虚损，祛风湿。
西瓜＋白酒	✗	酒精会破坏西瓜中的泛酸。
西瓜＋羊肉	✗	会大大降低羊肉的温补作用。

养生食谱

木耳翠衣

原料 西瓜皮500克，黑木耳30克，味精、白糖、香油各适量。

做法 削去西瓜硬皮，洗净，切片。将黑木耳用温水泡发，再用开水略烫，沥干水分。将西瓜皮、黑木耳放入盘内，加入味精、白糖、香油，调拌均匀即可。

功效 保肝护肝，适用于肝硬化、肢肿、倦怠等症。

食疗验方

急性肝炎 鲜五根草 150 克，西瓜皮 250 克，蜂蜜适量。前二者加水煎，再加入蜂蜜调味，即可服用。每日 2 次。

高热烦渴 红瓤西瓜汁 1 大杯，慢慢饮用。

急性尿道炎、膀胱炎、肾盂肾炎 生吃西瓜，并每日煎服西瓜皮 30 ~ 60 克。

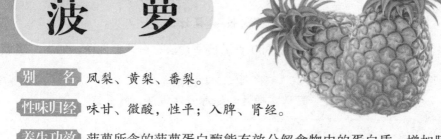

BO LUO

菠 萝

别 名 凤梨、黄梨、番梨。

性味归经 味甘、微酸，性平；入脾、肾经。

养生功效 菠萝所含的菠萝蛋白酶能有效分解食物中的蛋白质，增加肠胃蠕动，帮助便秘患者清理肠胃，还可以降低血压，降低血脂水平，预防脂肪沉积，促进人体血液循环。菠萝含有菠萝蛋白酶、生物苷，能使血凝块消退，制止血凝块形成，对于由血凝块引起的冠状动脉和脑动脉血栓塞引起的心脏病有缓解作用，是心脏病患者的食疗佳品。菠萝中所含的糖、无机盐类和酶有利尿作用，适当食用对防治肾炎有益。

选购窍门 呈橙黄且微带红色、有光泽，果眼下陷较浅呈圆柱形或两头稍尖的卵圆形，大小均匀适中，果形端正，芽根数量少。

食用宜忌

菠萝+蜂蜜 　√　 可缓解哮喘带来的不适。

菠萝＋杏仁	√	润肺止渴，养胃生津。
菠萝＋牛奶	✕	菠萝中的果酸会使牛奶中的蛋白质凝固。
菠萝＋香蕉	✕	会使人体摄入过多的钾，不利于急慢性肾炎。

养生食谱

菠萝蜜

〔原料〕 鲜菠萝3个，鲜蜂蜜1500克。

〔做法〕 将菠萝洗净，削去外皮，切成3厘米见方的果丁，榨取果汁备用。将果汁倒入砂锅，用文火煎至果汁变稠，加入蜂蜜，拌匀成羹状即成。每日早晚服100克。

〔功效〕 健脾益肾，适用于脾肾气虚、消渴、小便不利等症。

食疗验方

〔消化不良〕 菠萝1个挤汁，每次服40毫升，每日2次。

〔肾炎〕 菠萝100克，白茅根50克。菠萝切块，白茅根洗净，加水5碗煎至2碗，分2次饮用。

〔糖尿病〕 菠萝去皮，切碎，榨汁，以凉开水调服，代茶饮。

木 瓜

MU GUA

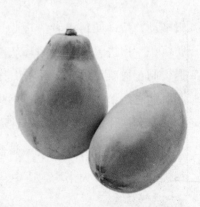

〔别　名〕 铁脚梨、宣木瓜、乳瓜。

〔性味归经〕 味酸，性温；入肝、脾经。

〔养生功效〕 青木瓜能刺激女性雌激素分泌，刺激卵巢，使乳腺畅通，起到丰胸的作用。青木瓜中的木瓜酵素可以分解蛋白质、糖类、脂肪，去除赘肉，促进新陈代谢，及时把人体内多余的脂肪排出体外。木瓜中的β-胡萝卜素是一种天然的抗氧化剂，不仅能有效抗击使人衰老的游离基，还可以抑制癌细胞的生长。

选购窍门　优质的木瓜表皮发亮、光滑，无伤疤，无腐烂斑点，无摔碰痕迹，瓜肚大，色泽均匀，无色斑。

食用宜忌

木瓜＋玉米　✔　帮助消化，清理肠胃。

木瓜＋带鱼　✔　营养，补虚，通乳。

木瓜＋虾　✘　易出现恶心、呕吐、腹痛等不适症状。

木瓜＋南瓜　✘　南瓜中的维生素C分解酶会分解、破坏木瓜中的维生素C。

养生食谱

木瓜西米捞

原料　木瓜1个，西米50克，杏仁20克，椰奶3杯，白糖适量。

做法　木瓜去皮、去子，切成条；西米用清水浸泡3小时，放入沸水中煮开，熄火后再浸泡10分钟，捞出控水。将椰奶倒入汤锅，放入木瓜、杏仁、适量清水，旺火烧开，再放入泡好的西米，小火煮至西米透明，加白糖调味即可。

功效　平肝和胃，润泽肌肤，健脾润肺。

食疗验方

肺热干咳　将木瓜放入瓦罐中，加入适量清水，用小火炖，待温服食。

乳汁缺少　取鲜木瓜煮鱼汤服食。

消化不良　木瓜30克，枸杞根20克。水煎后饮汤，每天2次。

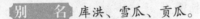

哈密瓜 HA MI GUA

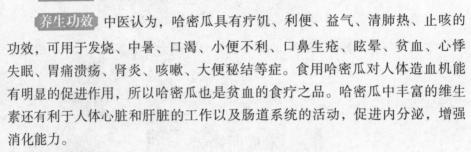

别　名 库洪、雪瓜、贡瓜。

性味归经 味甘，性寒；入肺、胃、膀胱经。

养生功效 中医认为，哈密瓜具有疗饥、利便、益气、清肺热、止咳的功效，可用于发烧、中暑、口渴、小便不利、口鼻生疮、眩晕、贫血、心悸失眠、胃痛溃疡、肾炎、咳嗽、大便秘结等症。食用哈密瓜对人体造血机能有明显的促进作用，所以哈密瓜也是贫血的食疗之品。哈密瓜中丰富的维生素还有利于人体心脏和肝脏的工作以及肠道系统的活动，促进内分泌，增强消化能力。

选购窍门 成熟的哈密瓜表面疤痕老，瓜瓤呈金黄色，瓜身摸上去坚实微软，有香味。

食用宜忌

哈密瓜＋樱桃　✓　促进铁的吸收。

哈密瓜＋胡萝卜　✓　生津止渴，美容养颜。

哈密瓜＋梨　✗　易引起腹胀。

哈密瓜＋香蕉　✗　会使血糖升高。

养生食谱

哈密瓜煲排骨汤

原料 哈密瓜150克，排骨200克，百合、陈皮、葱、姜、料酒、醋、精盐、食用油各适量。

做法 将排骨剁块，入沸水中焯一下捞出，哈密瓜去皮瓤后备用。油锅烧热，爆香葱、姜，倒入排骨煸炒，烹入料酒、醋，再注水适量，接着放入百合、陈皮。大火烧沸后转小火煲30分钟，再加入哈密瓜块煲40分钟，至排骨熟，加精盐调味即成。

功效 补血安神，滋阴润肺，化痰止咳。

食疗验方

中暑 哈密瓜1个，甘草、精盐少许。将哈密瓜洗净，蘸甘草、精盐食用。

衄血、牙齿出血 哈密瓜1~2个，洗净，去外皮，绞汁含服。

小便不畅 哈密瓜1~2个，猪瘦肉45克。将瓜和肉洗净，切片，一同煮汤食用，每日2~3次。

TAO ZI
桃　子

别　名 桃实、寿桃、仙桃。

性味归经 味甘、酸，性温；入肝、大肠经。

养生功效 桃子富含纤维与果胶，有助于肠胃蠕动，可以清除肠道废物，润肠通便，促使胆汁分泌，消积润肠，增进食欲，并能吸收胃肠的水分，延迟胃的排空时间，减缓葡萄糖在肠道中的吸收速度，从而降低糖尿病患者餐后的血糖水平。桃含铁量高，有预防缺铁性贫血的作用，非常适合大病后气血亏虚的人食用。

选购窍门 以果实饱满、富有弹性、外表没有伤痕、蒂头无破裂发霉，果色大部分呈红晕者为佳。

食用宜忌

桃＋牛奶　√　清凉解渴。

桃＋鸡蛋　√　宜胃生津，滋阴润燥。

桃+甲鱼　✕　会形成不能被人体吸收的固体物，对人体非常不利。

桃子+烧酒　✕　易导致上火。

养生食谱

莲桃番茄汤

原料　去心莲子150克，桃子2个，番茄沙司50克。

做法　莲子洗净，用水浸泡一夜；桃子洗净，去核，切块。将莲子、番茄沙司放入清水中，大火煮沸，改为小火，继续煮30分钟，然后加入桃子，再次煮沸后，改小火煲10分钟即可。

功效　健脾消食。

食疗验方

冠心病　鲜桃、杏仁各2个，黑芝麻12克，红枣5个。将上述用料洗净，煮开即可，每日1~2次。

哮喘　桃仁、杏仁、白胡椒各6克，生糯米10粒。将上4味共研为细末，用鸡蛋清调匀，外敷双脚心和双手。

遗精　碧桃干（即未成熟的桃干果）、大枣各30克。将上味炒至外表裂开，如变焦，立即加水，与大枣共煎。每晚睡前服用1次。

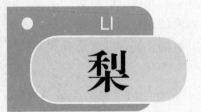

LI

梨

别　名　玉露、甘棠、蜜父。

性味归经　味甘、微酸，性凉；入肺、胃经。

养生功效　中医认为，吃梨可润喉生津、润肺止咳、滋养肠胃，最适宜冬春季节发热和有内热的病人食用。梨中含有丰富的B族维生素，能保护心脏，减轻疲劳，增强心肌活力，降血压。常吃梨能防止动脉粥样硬化，抑制致癌物的形成，从而防癌抗癌。梨中的果胶含量很高，有助于消化、通利大便。梨中所含的配糖体及鞣酸等成分，能祛痰止咳，对咽喉有养护作用。

选购窍门 以果形饱满、果皮薄细、光泽鲜艳、果肉脆嫩、汁多、无虫眼及损伤、香味浓郁者为佳。

食用宜忌

梨 + 冰糖　√　润肺止咳。

梨 + 银耳　√　清肺热，利咽生津，清热解暑，滋阴润燥。

梨 + 猪蹄　✗　伤肾脏。

梨 + 蟹肉　✗　会刺激肠道，易导致腹痛、腹泻和消化不良。

养生食谱

五汁蜜膏

原料 去核梨、白萝卜各 1000 克，姜、炼乳各 250 克，蜂蜜 250 毫升。

做法 将梨、萝卜、姜分别洗净切碎，以洁净纱布绞汁，取梨汁和萝卜汁放入锅中，先以大火煎熬成膏状，再加入姜汁、炼乳、蜂蜜搅匀，继续加热至沸，停火冷却后装瓶备用。每次 1 汤匙，以沸水冲化饮服，每日 2 次。

功效 养阴清热，润肺止咳。

食疗验方

黄疸 雪梨若干个，用醋浸泡。每日数个，分几次食用。

恶心反胃 梨 1 个，丁香 15 枚。去除梨核，放入丁香，用四五层湿纸包裹，煨熟，把丁香挖出，单食梨。

痰热咳嗽 雪梨 500 克，白酒 2 瓶。先将雪梨洗净，去皮及核，切成方形的小块，放入酒瓮内，加入白糖，加盖密封，2 天搅拌 1 次，浸泡 10 天，可随量饮用。

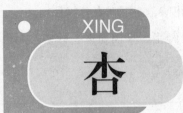 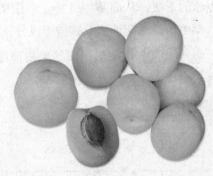

XING

杏

别　名 甜梅、叭达杏、杏子。

性味归经 味甘、酸，性微温、有小毒；入肺、大肠经。

养生功效 杏仁中所含的苦杏仁苷，在人体内慢慢分解，会产生氢氰酸，作用于呼吸中枢，使呼吸活动趋于安静，进而起到平喘、镇咳的功效。苦杏仁苷还是极有效的抗癌物质，并且只对癌细胞有杀灭作用，对正常健康的细胞无任何毒害。杏中还含有丰富的维生素A，有保护视力、预防痼疾的作用。

选购窍门 以果实个大、表皮光滑、富有色泽、味甜汁多、纤维少、核小、有香味、无病虫害者为佳。

食用宜忌

杏 + 菜花　✓　能促进人体对菜花中叶酸的吸收。

杏 + 甲鱼　✓　滋阴降火，化痰止咳。

杏 + 鸡蛋　✗　杏中的果酸会使鸡蛋中的蛋白质凝固，影响消化吸收。

杏 + 小米　✗　易导致呕吐。

养生食谱

杏仁炖羊肉

原料 羊肉（瘦）250克，苦杏仁、陈皮各10克，葱、姜、精盐、五香粉各适量。

做法 杏仁去皮和尖，洗净；陈皮洗净；羊肉洗净切片，备用。将羊肉、杏仁、陈皮一同放入砂锅内，加适量清水，炖至羊肉、杏仁熟烂，加入葱、姜、精盐、五香粉调味即可。

功效 健脾益肾，化痰止咳。

食疗验方

老年人便秘 甜杏仁 20 克，大米、白糖各 40 克。将甜杏仁去皮，加少许水，与大米、白糖一同磨成糊状煮熟吃，早晚各 1 次。

肺经燥热、咳嗽咽干 杏肉蜜饯 10 个，用沸水浸泡后服用。

咽干渴 鲜杏果 3 个，早、晚各吃 1 次。

PU TAO

葡 萄

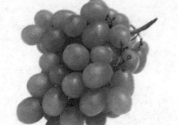

别　名 草龙珠、蒲桃、李桃。

性味归经 味甘、酸，性平；入肺、脾、肾经。

养生功效 中医认为，葡萄具有补肝肾、益气血、开胃力、生津液和利小便的功效。葡萄还能降低人体血清胆固醇水平，降低血小板的凝聚力，对预防心脑血管病有一定作用。葡萄中的酒石酸有帮助消化的作用。葡萄是所有水果中复合铁元素最多的水果，是贫血患者的营养食品。葡萄子中的原青花素有抗氧化的功效。

选购窍门 优质的葡萄果梗青鲜，带有灰白色果粉，果粒饱满，大小均匀，果串完整，青子和瘪子较少，果粒牢固，果浆多而浓，味道甘甜，带有果香。

食用宜忌

葡萄＋山药 ✓ 调脾，补虚养身。

葡萄＋蜂蜜　∨　除烦止渴。

葡萄＋萝卜　✕　容易诱发甲状腺肿大。

葡萄＋海鲜　✕　会刺激肠胃，引发不适。

养生食谱

葡萄奶昔

原料 葡萄、芒果、冰激凌、原味酸牛奶、桑椹、薄荷叶、精盐各适量。

做法 将葡萄洗净去皮去核，切成小丁。桑椹放入精盐水中浸泡10分钟（清洗，杀菌）。把葡萄肉、冰激淋、酸牛奶一起放入料理机。搅拌好奶昔倒入杯中。芒果去皮去核，切块，加入到做好的奶昔中。以桑椹、薄荷叶装饰即可。

功效 补气血，生津液，健脾开胃，利尿消肿。

食疗验方

食欲不振 鲜葡萄500克，榨汁后用小火熬至膏状，加入适量蜂蜜，每次服1汤匙。

高血压 葡萄150克，荸荠15～20个，洗净后捣烂取汁，开水冲服。

高血脂 葡萄叶、山楂、首乌各15克，水煎服，早、晚各1次。

YOU ZI

柚　子

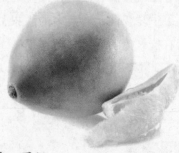

别　名 柚、文旦、雪柚。

性味归经 味甘、酸，性寒；入肝、脾、胃经。

养生功效 柚子具有理气化痰、润肺清肠、补血健脾等功效。新鲜的柚子肉中含有非常丰富的维生素 C 及类胰岛素成分，能降低血糖，是糖尿病患者的理想食品。柚子中的生理活性物质皮苷能降低血液的黏稠度，减少血栓的形成，且柚子富含钾，几乎不含钠，所以也是心脑血管疾病及肾脏病患者的食疗佳品。

【选购窍门】以颜色纯正、果品新鲜、无干疤、无腐烂者为佳。

食用宜忌

柚子 + 白酒　✔　润肺，止咳，化痰。

柚子 + 猪肚　✔　暖胃健脾，行气利尿。

柚子 + 螃蟹　✘　会刺激肠胃，导致腹痛、恶心、呕吐等症状。

柚子 + 猪肝　✘　柚子中的维生素 C 会加速分解猪肝中的铜、铁、锌等营养成分。

养生食谱

柚皮炖橄榄

【原料】柚皮 15 克，橄榄 30 克。

【做法】柚皮煮熟，去渣取汁，投入橄榄，共置陶瓷盛器内，用武火隔水煮至橄榄熟即可。

【功效】疏肝理气，利胃止呕，适用于妊娠呕吐属肝胃不和者。

食疗验方

【肺热咳嗽】柚子、雪梨各 100 克，洗净后一同煮烂，加蜂蜜少许调服。

【急性乳腺炎】柚肉 200 克，青皮 50 克，蒲公英 30 克，水煎服。

【跌打肿痛】鲜柚皮 120 克，生姜 30 克。将二者切碎，一同捣烂，外敷患处。

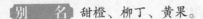

CHENG ZI

橙 子

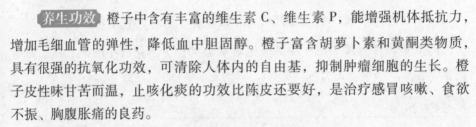

别　名 甜橙、柳丁、黄果。

性味归经 味甘、酸，性凉；入肺、脾、胃、肝经。

养生功效 橙子中含有丰富的维生素 C、维生素 P，能增强机体抵抗力，增加毛细血管的弹性，降低血中胆固醇。橙子富含胡萝卜素和黄酮类物质，具有很强的抗氧化功效，可清除人体内的自由基，抑制肿瘤细胞的生长。橙子皮性味甘苦而温，止咳化痰的功效比陈皮还要好，是治疗感冒咳嗽、食欲不振、胸腹胀痛的良药。

选购窍门 以色泽金黄、果实近似球形、香味浓烈、果肉甜美、新鲜者为佳。

食用宜忌

橙子＋猕猴桃　✓　可有效预防关节磨损。

橙子＋黑豆　✓　补肝肾，降脂。

橙子＋虾蟹　✗　会生成砒霜，危及人的生命。

橙子＋豆浆　✗　橙子中的鞣酸会影响人体对豆浆中蛋白质和钙的吸收。

养生食谱

▌鲜橙芒果雪泥▐

原料 鲜橙 2 个，芒果汁 30 毫升，白糖 150 克，浓缩柠檬汁 10 毫升，浓缩橙汁 20 毫升，碎冰 1 杯。

做法 将鲜橙的顶部切下，制成果皮盖，用小刀将果肉取出备用。将碎冰、浓缩橙汁、浓缩柠檬汁、白糖放入果汁机中搅拌均匀，再加入芒果汁、橙子肉搅拌均匀。将搅匀的料汁倒入橙子壳中，加以点缀即可。

功效 健脾和胃，适用于食欲不振、醉酒。

食疗验方

胃脘气滞 橙皮、姜各 10 克。用水煎服。每日 1 次。

口臭 把橙皮内层切下晒干，常常煮汤饮用。

闪挫腰疼 橙核 10 克，炒黄研末，用黄酒送服，一日 2 次。

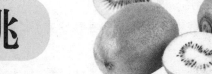

MI HOU TAO

猕猴桃

别　名 奇异果、毛桃、布冬。

性味归经 味甘、酸，性寒；入脾、胃经。

养生功效 猕猴桃中含有丰富的果胶，能降低血液中的胆固醇浓度，预防心血管疾病。猕猴桃中的膳食纤维和果酸，能促进肠胃蠕动，有利于改善便秘等症状。猕猴桃含有大量天然糖醇类物质肌醇，能有效调节糖代谢，调节细胞内的激素和神经的传导效应，对防治糖尿病和抑郁症有独特功效。猕猴桃还含有营养头发的多种氨基酸、叶酸及黑发的酪氨酸，并含有合成黑色颗粒的铜、铁等矿物质。

选购窍门 优质的猕猴桃个大，肉质细腻，汁多香浓，表面无毛，用手捏压果腰，果肉富有弹性，不硬且不下陷，富有香气，果皮无伤痕或霉变。

食用宜忌

猕猴桃 + 松子	√	促进铁的吸收。
猕猴桃 + 粳米	√	除烦止渴，健脾补肺，滋肾益精。
猕猴桃 + 牛肝	✕	牛肝中的微量元素易使猕猴桃中的维生素 C 氧化。
猕猴桃 + 牛奶	✕	既影响消化吸收，还会导致腹胀、腹痛、腹泻。

猕猴桃酸奶汁

原料 猕猴桃 30 克，酸奶 150 毫升。

做法 将猕猴桃洗净，去掉外皮，切成小块，放入榨汁机中，加入适量纯净水一同打匀。滤出猕猴桃汁，加入酸奶即可。

功效 防癌抗癌。

食疗验方

急性肝炎 鲜猕猴桃 60 克，茵陈 15 克。将上 2 味加水 1000 毫升煎煮至 1 小碗。每日 1 剂。

妊娠呕吐 鲜猕猴桃 90 克，生姜 9 克。二者一同捣烂取汁，每日早、晚各饮 1 次。

胃溃疡 猕猴桃根 30 克，乌药 12 克。加水煎，饭前服 1 次。

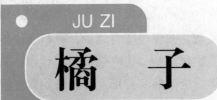

JU ZI

橘 子

别 名 柑橘、蜜橘、黄橘。

性味归经 味甘、酸，性凉；入肺、肝、胃经。

养生功效 橘子富含维生素 C 和柠檬酸，能美容养颜，消除疲劳，其内侧薄皮所含的果胶能促进通便，降低胆固醇。

选购窍门 以表皮细腻光滑，用手指轻按，不软不硬，富有弹性、色泽橙黄且鲜艳者为佳。

食用宜忌

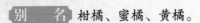

橘子 + 白糖　✓　理气止痛。

橘子＋芦荟　✔　增强机体抵抗力。

橘子＋螃蟹　✘　易导致气滞腹胀。

橘子＋白萝卜　✘　易诱发甲状腺肿大。

养生食谱

橘子拌鸭肉

原料 橘子2个，烤鸭肉300克，番茄1个，生菜、精盐、柠檬汁、胡椒粉各适量。

做法 鸭肉切片，橘子去皮切片，番茄切条，生菜撕成块，加入精盐、柠檬汁、胡椒粉拌匀即可。

功效 疏肝理气，散积化滞，适用于胃肠气滞、消化不良。

食疗验方

口渴烦热，呕逆食少 鲜橘子绞汁30毫升，每日饮食2次，连饮数日。

睾丸肿痛、疝气 橘核40克，小茴香12.5克。加水煎2次，早、晚各服1次。

肺气肿 鲜橘1个，红枣5粒。鲜橘剥开，带皮与红枣隔水炖30分钟，吃橘肉及红枣。

GUI YUAN

桂　圆

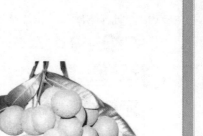

别名 龙眼、亚荔枝、荔枝奴。

性味归经 味甘，性温；入心、脾经。

养生功效 桂圆中含有多种营养物质，有补血安神、健脑益智、补养心脾的功效。常吃桂圆对脑细胞有益，能增强记忆力，消除脑疲劳，对调节人体生理功能代谢也大有益处。龙眼中的维生素 C 能预防人体血管硬化，保护血管健康；并能使肌肤白皙纯净，是滋养肌肤的最佳营养。

选购窍门 以新鲜、果肉厚实、成熟度适中、颜色均匀、外皮没有损伤、肉质厚软黄亮半透明、味甜清香者为佳。

食用宜忌

桂圆＋红枣　✔　养血安神。

桂圆＋人参　✔　滋养强壮，增强体力。

桂圆＋枸杞子　✘　易损伤脾胃。

桂圆＋黄瓜　✘　黄瓜中的维生素 C 分解酶会分解破坏桂圆中丰富的维生素C。

养生食谱

桂圆银耳莲子粥

原料 银耳、桂圆肉、莲子各 50 克，冰糖适量。

做法 将莲子泡发半天，加入银耳，继续一同泡发 1 小时；桂圆肉用温水浸泡 5 分钟，冲去杂质，倒入少许清水，备用；银耳泡发开后，冲洗掉杂质，撕成小片。将处理好的银耳、莲子、桂圆肉一起倒入煲内，加适量水，煮开后加入冰糖，转中小火继续炖煮 1 小时即可。

功效 补肾益气，补血养血。适用于气虚贫血、肾气不足。

食疗验方

多汗 龙眼肉、猪心各30 克。加适量的水将龙眼肉及猪心煎汤服，饮汤吃龙眼肉，每日 1 次。

血小板减少症 龙眼肉 20 克，扁豆 60 克，红枣 15 枚，共煮食，每日1 剂。

失眠症 龙眼肉、酸枣仁各9 克，芡实 15 克，水煎睡前服。

YING TAO

樱　桃

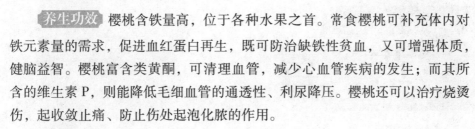

别　　名 莺桃、含桃、朱果。

性味归经 味甘、微酸，性温；入脾、肝经。

养生功效 樱桃含铁量高，位于各种水果之首。常食樱桃可补充体内对铁元素量的需求，促进血红蛋白再生，既可防治缺铁性贫血，又可增强体质，健脑益智。樱桃富含类黄酮，可清理血管，减少心血管疾病的发生；而其所含的维生素 P，则能降低毛细血管的通透性、利尿降压。樱桃还可以治疗烧烫伤，起收敛止痛、防止伤处起泡化脓的作用。

选购窍门 优质的樱桃果粒大、果蒂新鲜、果实红艳饱满，表皮光滑有光泽，有隆胀感，无凹陷瑕疵，果蒂与果实连接紧实。

食用宜忌

樱桃＋糖　　✓　有利于营养吸收。

樱桃＋豆腐　✓　养胃润肺，凉血止血，降脂减肥。

樱桃＋蜂蜜　✗　蜂蜜中的铜会使樱桃中的维生素 C 氧化。

樱桃＋枸杞子　✗　容易引起上火，轻者口干舌燥，重者牙痛、大便干燥甚至流鼻血。

养生食谱

樱桃糖酒饮

原料 樱桃 300 克，红葡萄酒 100 毫升，白糖 50 克，冷水 200 毫升。

做法 樱桃洗净，去梗、核，放榨汁机中搅汁备用。锅内放水，加入白糖烧煮，待糖液呈半透明状时，倒红葡萄酒；至汁液稍稍变稠，将樱桃汁加入糖酒汁内，拌匀，冷却后放冰箱冰镇片刻，即可饮用。

功效 清热解毒，活血润肤。适用于皮肤干燥、瘙痒等症。

食疗验方

烧伤 樱桃挤汁敷患处，每日多次。

风湿腰腿痛 樱桃晾干后放入酒中浸泡数日，内服。

慢性气管炎 樱桃、白糖各适量。将樱桃洗净，蘸白糖服用。

CAO MEI
草 莓

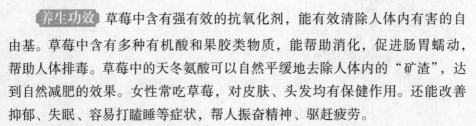

别　　名 红莓、地莓、洋莓。

性味归经 味甘，性凉；入肺、胃经。

养生功效 草莓中含有强有效的抗氧化剂，能有效清除人体内有害的自由基。草莓中含有多种有机酸和果胶类物质，能帮助消化，促进肠胃蠕动，帮助人体排毒。草莓中的天冬氨酸可以自然平缓地去除人体内的"矿渣"，达到自然减肥的效果。女性常吃草莓，对皮肤、头发均有保健作用。还能改善抑郁、失眠、容易打瞌睡等症状，帮人振奋精神、驱赶疲劳。

选购窍门 新鲜的草莓果蒂鲜嫩，呈深绿色，果肉鲜红，香味浓郁。

食用宜忌

草莓＋红糖　✓　祛热止咳，利咽润肺，益心防癌。

草莓＋奶油　✓　滋补养血，生津润燥，养心安神。

草莓＋海鲜　✗　草莓中的鞣酸会使海鲜中的蛋白质凝固，降低其营养价值，还可能导致腹痛、恶心呕吐等症。

草莓＋红薯　✗　易使肠胃产生不适。

养生食谱

草莓茶

原料 新鲜草莓 50 克，蜂蜜 30 克。

做法 将草莓除去柄托，放入冷开水中浸泡片刻，洗净，用果汁机绞成糊状，盛入碗中，用蜂蜜拌匀。加冷开水冲泡至 500 毫升，放入冰箱即成。每日 2 次，每次 250 毫升，当茶饮服。

功效 补虚养血，润肺利肠，解毒抗癌。

食疗验方

大便秘结 草莓 50 克，香油适量。将草莓捣烂，加香油混合调匀，空腹服下。

高血压、面疱 草莓 150 克，蜂蜜 40 克，凉开水 150 毫升。一同榨汁饮用。

消化不良、食欲不振 草莓 125 克，山楂 40 克。加适量水，煎汁服，早、晚各 1 次。

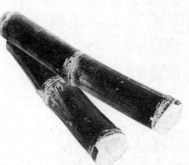

● GAN ZHE

甘 蔗

别名 薯蔗、竿蔗、干蔗。

性味归经 味甘，性凉；入肺、胃、脾经。

养生功效 甘蔗中铁的含量高达 4 毫克/千克，素有"补血果"的美誉，有补血强身的功效。甘蔗富含纤维，在反复咀嚼时就像用牙刷刷牙一样，能把残留在口腔及牙缝中的污垢一扫而净，从而提高牙齿的自洁和抗龋能力。同时，咀嚼甘蔗对牙齿和口腔肌肉也是一种很好的锻炼，有美容的功效。

选购窍门 优质的甘蔗茎秆粗大，外皮颜色深紫，节间长，有光泽，质地较硬，瓤部呈乳白色，有清香味。

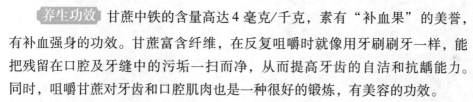

食用宜忌

甘蔗 + 牛奶　✓　可降低甘蔗的寒性。

甘蔗 + 姜汁　✓　止呕祛痰，生津下气。

甘蔗 + 葡萄酒　✗　会降低机体对铜的吸收。

甘蔗 + 白酒　✗　易生痰。

养生食谱

蔗浆蜜粥

原料 甘蔗 1000 克，蜂蜜 30 克，粳米 100 克。

做法 将甘蔗去皮，洗净，切碎，榨汁备用。粳米淘净，加适量清水煮为稀粥，待熟时倒入甘蔗汁、蜂蜜，再煮片刻即可。

功效 清热润燥，生津止渴，适用于燥热袭肺、干咳少痰、胸痛气急等。

食疗验方

慢性咽喉炎 甘蔗 250 克，鲜茅草根 30 克，鲜马薯 40 克。加入 8 碗水，煎至 3 碗，代茶饮用。

呕吐 甘蔗汁半杯，鲜姜汁 1 汤匙。混合均匀，炖热温服，一次喝完。

盗汗 紫色甘蔗皮适量，小麦 1 把，加水煎汤，撇去蔗皮，趁热饮用。

BI QI

荸荠

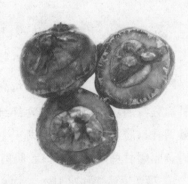

别　名 马蹄、地栗、地梨。

性味归经 味甘，性寒；入肺、胃经。

养生功效 中医认为，荸荠具有止咳、清热、开胃、化痰、益气、明目等功效。适用于治疗舌赤少津、咽干喉痛、大便燥结、消化不良等症。荸荠富含磷，能促进人体生长发育，而且对牙齿、骨骼的发育有很大的好处，同时可促进人体内糖、脂肪、蛋白质三大物质的代谢，调节酸碱平衡。荸荠中的荸荠英有降压的功效，适宜高血压患者食用。

选购窍门 红黑色，无任何刺激气味，无变质、发软、腐败等状况。

食用宜忌

荸荠＋白酒　✔　清热化痰，消积化食。

荸荠＋海蜇　✔　清热止渴，利湿化痰，凉血降压。

养生食谱

荸荠狮子头

原料 五花肉500克，荸荠150克，鸡蛋2个，精盐、酱油、鸡精、葱、姜、蒜、八角、花椒、料酒、淀粉、植物油、白胡椒、白糖各适量。

做法 五花肉剁成馅后加入葱、姜、蒜末抹匀，继续把肉剁细；花椒用温水泡2~5分钟。在碗里打2个鸡蛋，然后打散。把花椒水和鸡蛋液倒入肉馅里，再加入料酒、精盐、淀粉搅拌，直到肉馅上劲，把荸荠切成小丁，倒入肉馅里，搅拌均匀，在手里揉成稍大些的丸子。锅中倒入大量的油烧热，然后下入狮子头。炸制成金黄色捞出，另起锅，倒入酱油、热水、鸡精、白糖、白胡椒、八角、葱段。倒入狮子头，盖上锅盖，中小火烧制，最后大火收汁就好。

功效 生津止渴，解毒止血。适用于消渴、热毒、咽喉肿痛、血痢等症。

食疗验方

尿血 荸荠150克，金钱草75克。水煎服。

麻疹不透 荸荠125克，桱柳20克。水煎，当茶饮。

咽喉肿痛 荸荠打碎，取汁液，直接服用。

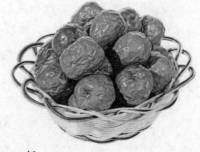

DA ZAO

大 枣

别　　名 红枣、良枣、枣子。

性味归经 味甘，性温；入脾、胃、心经。

养生功效 大枣中含有能使血管软化的芦丁，可以使血压降低，对高血压有防治作用。大枣中含有丰富的维生素P，能健全人体毛细血管，防治脑溢血和毛细血管的出血。大枣中富含钙和铁，对防治骨质疏松、贫血有着十分理想的食疗作用，甚至优于药效。大枣中的环磷酸腺苷能调节人体的新陈代谢，使新细胞迅速生成，死细胞迅速被消除，并能增强骨髓造血功能，增加血液中红细胞的含量，使肌肤光滑细腻有弹性。

选购窍门 好的大枣皮色紫红，颗粒大且均匀，果形短壮圆整，果皮皱纹少，痕迹浅，皮薄核小，肉质厚而细实。

食用宜忌

大枣＋牛奶　✔　补血，开胃，健脾。

大枣＋桂圆　✔　补血养血，安神宁心。

大枣＋大蒜　✘　会引起消化不良，影响胃肠功能，甚至产生便秘等不良症状。

大枣＋虾　✘　可导致中毒。

养生食谱

百合桂圆大枣粥

原料 百合25克，桂圆50克，大枣15克，粳米100克，冰糖适量。

做法 百合洗净泡软；大枣洗净，拍裂去核；桂圆肉掰散；粳米淘净沥干，晾约 20 分钟。粳米入锅，加 6 碗水熬粥，待米熟烂后加入百合、大枣、桂圆，滚沸 1 分钟加入冰糖调味，再继续煮 2~3 分钟即可。

功效 安心养颜。

食疗验方

神经衰弱 大枣 10 枚，浮小麦 30 克，甘草 9 克，蜂蜜适量。水煎，煮沸后改小火煮 10 分钟，滤过取汁，加蜂蜜调味即可饮用。

高血压 红枣 10 颗，洋葱 30 克，芹菜根 20 克，糯米适量，煮粥食用。

月经不调 大枣 20 个，益母草、红糖各 10 克，水煎服，每日 2 次。

● SANG SHEN

桑 葚

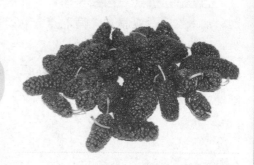

别 名 桑枣、桑实、桑果。

性味归经 味甘，性寒；入肝、肾、心经。

养生功效 桑葚具有生津止渴、促进消化、帮助排便等作用，适量食用能促进胃液分泌，刺激肠蠕动，解除燥热。桑葚中的脂肪酶能分解脂肪，降低血脂，防止血管硬化。

选购窍门 成熟的桑葚果粒大，果形长圆，果色暗红或紫黑色，味甘甜或略带酸味。

食用宜忌

桑葚＋粳米 √ 消除脑疲劳，增强记忆力，改善失眠。

桑葚＋红枣 √ 补血养血。

桑葚＋鸭蛋 ✗ 可能会引起胃痛、消化不良。

桑葚＋鸡蛋 ✗ 会导致胃痛。

养生食谱

桑葚瘦肉汤

原料 桑葚12克，猪瘦肉250克，柚皮60克，片糖1块。

做法 柚皮与外皮留囊，晒干后备用。瘦肉和桑葚分别洗净，用4碗水与柚皮一起放入煲内。约煮3小时，加片糖再煮片刻，饮汤吃肉。

功效 明目清肝，降血压，润肠。适用于高血压、便秘。

食疗验方

自汗、盗汗 桑葚、五味子各10克。水煎服。每日2次。

青年白发、血气虚损 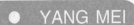鲜桑葚、蜂蜜各20克。鲜桑葚绞汁，小火煮至黏稠时，加入蜂蜜适量搅匀，同熬至膏状，冷却装瓶。每日早、晚各服1～2汤匙，温开水送服。

慢性肾炎 桑葚40克，葡萄24克，薏苡仁30克。三者加水煎煮，分3次饮服。

YANG MEI

杨 梅

别名 龙晴、朱红、圣生梅。

性味归经 味甘、酸，性温；入胃、大肠经。

养生功效 杨梅果肉中的纤维素可刺激肠管蠕动，有利于体内有害物质的排泄，有排毒养颜的作用。杨梅中的花青素及维生素C有很好的抗氧化功能，有提高免疫力、抗自由基、预防衰老、抑制癌症的作用。杨梅鲜果中钾的含量极为丰富，有利于维持心脏功能、参与新陈代谢及降低血压。此外，杨梅还有增加胃中酸度、消化食物、促进食欲、生津止渴、预防中暑的功效。

选购窍门 以果实饱满、成熟度适中、圆刺、汁多、味甜、核小者为佳。

食用宜忌

杨梅+白酒 ✅ 抗菌止痢。

杨梅+绿豆 ✅ 清热解毒，健脾开胃。

杨梅+葱 ❌ 易导致气滞胸闷。

杨梅+白萝卜 ❌ 容易诱发甲状腺肿大。

养生食谱

杨梅香蕉汤

原料 杨梅100克，香蕉250克，白糖150克。

做法 将香蕉去皮，切成1厘米见方的小丁。将锅洗净，放火上，添入清水，下入白糖。糖化水沸时，撇去浮沫，下入杨梅、香蕉丁，至丁漂起，起锅盛入汤盆内即成。

功效 清热凉血，润肠开胃。

食疗验方

皮肤湿疹 杨梅叶适量，水煎外洗患处。

腹痛、吐泻 杨梅250克，白酒1000毫升。用白酒浸泡杨梅2天，每次服1小杯。

头痛 将杨梅晒干，研为末，取少许放入鼻中吸嚏。

SHAN ZHA

山 楂

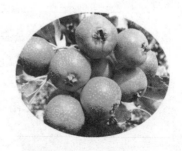

别　名 山里红、胭脂果、棠棣子。

性味归经 味酸、甘，性微温；入脾、胃、肝经。

养生功效 山楂能防治心血管疾病，具有扩张血管、增加冠脉血流量、改善心脏活力、兴奋中枢神经系统、降低血压和胆固醇、软化血管、利尿和镇静等作用，对老年人心脏病尤其有益。山楂中含有山楂酸等多种有机酸及解酯酶，入胃后，能增强酶的作用，促进肉食消化，帮助胆固醇转化，所以有很好的消食作用。

选购窍门 成熟的山楂外表呈深红色，鲜亮而有光泽，果实丰满、圆鼓，叶柄新鲜。

食用宜忌

山楂 + 糯米　√　开胃消食，化滞消积，活血化瘀，收敛止痢。

山楂 + 决明子　√　润肠通便。

山楂 + 海鲜　✕　不易消化，且易引起便秘、腹痛、恶心。

山楂 + 猪肝　✕　山楂中的维生素 C 遇到猪肝中的铁会氧化。

养生食谱

银花山楂汤

原料 银花 30 克，山楂 10 克，蜂蜜 250 克。

做法 将银花与山楂放入砂锅，加水置旺火上烧沸，约 3 ~ 5 分钟后将汤汁滤入碗内，再加水煎熬 1 次，滤出汤汁。将 2 次的汤汁合并，放入蜂蜜调匀。用时温热，可随时饮用。

功效 清热解毒，散风止痛，适用于风热感冒等症。

食疗验方

消化不良 生山楂、炒麦芽各 10 克，水煎服，每日 2 次。

冻疮 山楂适量煨熟，捣成泥，外敷冻疮，纱布固定，每天换药 1 次，连用 1 周，疗效极佳。

高脂血症 山楂、菊花各 10 克，决明子 12 克。水煎，代茶喝。

SHI ZI

柿　子

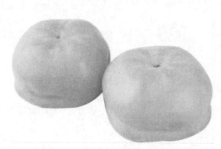

别　　名 毛柿、香柿、猴枣。

性味归经 味甘、涩，性寒；入肺经。

养生功效 柿子中含有大量的水分、糖、维生素C、蛋白质、氨基酸、甘露醇等物质，能有效补充人体的养分及细胞内液，起到润肺生津之效。其中的有机酸和鞣质等有助于胃肠消化，能增进食欲，涩肠止血。柿子还含有黄酮甙，有助于降低血压，软化血管，增加冠状动脉流量，并能活血消炎，改善心血管功能，防治冠心病、心绞痛。

选购窍门 成熟的柿子外皮橙黄，有弹力、光泽，果蒂鲜嫩。

食用宜忌

柿子＋杨桃	√	清热降火。
柿子＋黑豆	√	清热解毒，降压止血，生津润肺。
柿子＋螃蟹	✕	会形成胃柿结石。
柿子＋紫菜	✕	柿子中的单宁易与紫菜中的钙离子生成不溶性结合物。

养生食谱

干炸柿饼

原料 干柿饼8个，鸡蛋2个，食用油、白糖、淀粉、蜜青红丝各适量。

做法 柿饼去蒂、核，洗净后切成柿条，裹上淀粉。炒锅上火，加入食用油，烧到六成热，把柿条裹上蛋黄，下油锅炸至淡黄色捞出。油烧到八成热，放入柿条复炸至金黄色、外皮变脆时捞出沥油。撒上白糖、蜜青红丝即成。

功效 润肺健脾。

食疗验方

咳嗽 柿饼6个，茶叶8克，冰糖25克。三味一同放入瓦罐炖烂，拌匀，分2~3次服。

带状疱疹 将柿子榨成汁后涂于患处，每日数次。

痔疮出血 柿饼2个。加适量水煮烂食用，早、晚各服1次。

JIN JU

金 橘

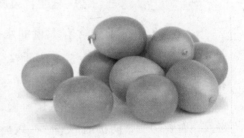

别 名 金桔、夏橘、金枣。

性味归经 味甘、酸，性温；入肝、肺、脾、胃经。

养生功效 金橘有生津利咽、消食化滞、行气解郁的功效。金橘中的维生素P，是维护血管健康的重要营养素，能强化微血管弹性，辅助治疗高血压、动脉硬化、心脏病。

选购窍门 以果实丰满、无异状突起、无凹陷、底色鲜艳、表皮清洁且光亮，果实紧实有弹性、果梗新鲜、甜多酸少者为佳。

食用宜忌

金橘+萝卜 ✓ 行气解郁，消食化痰。

金橘+獭肉 ✗ 会导致恶心。

养生食谱

金橘茶

原料 金橘500克，精盐100克，白糖适量。

做法 将金橘略晒（皮软为度），用精盐渍，储于瓶中 3～6 个月。每次取 3～5 枚，洗去表面精盐粒，捣烂，加白糖适量，用沸水泡软饮用。

功效 适用于食欲不振、久咳不愈、小儿百日咳，并能预防感冒。

食疗验方

吞酸、食欲不振 蜜渍金橘数个。饭后食用。

老人咳嗽痰喘 鲜金橘 8 个，冰糖 40 克。隔水炖 30 分钟后食用，每日 3 次。

百日咳初期 金橘叶、刀豆各 10 克，荷叶 25 克，雪梨 1 个。雪梨切片，与其他材料一起加水煎服。每日数次。

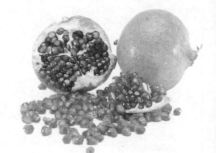

SHI LIU

石榴

别　名 安石榴、若榴、丹若。

性味归经 味甘、酸、涩，性温；入肺、肾、大肠经。

养生功效 石榴汁富含大量的烟酸、抗坏血酸素、多种氨基酸和微量元素，具有软化血管、降血脂、降血糖、降低胆固醇等多种功效，可预防冠心病、动脉硬化、高血压等心脑血管疾病。石榴中的钙、镁、锌等矿物质，能迅速补充肌肤所失的水分，令肤质更明亮柔润。石榴皮以及石榴树根皮中均含有石榴皮碱，对人体内的寄生虫有麻醉作用，是驱虫杀虫的要药，尤其对绦虫的杀灭作用更强。

选购窍门 以果大皮薄、色泽鲜艳、籽粒饱满、无腐烂、无虫蛀者为佳。

食用宜忌

石榴＋白莲蓬　　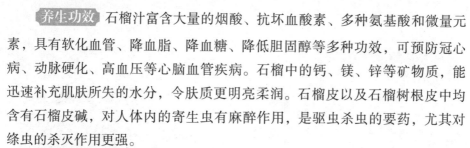　　可治疗月经过多。

石榴 + 小茴香　✔　可治疗久痢。

石榴 + 土豆　✘　会引起中毒。

石榴 + 螃蟹　✘　会刺激肠胃，导致恶心、呕吐等症。

养生食谱

果蔬通心粉

原料　通心粉 1 小袋，石榴半个，猪瘦肉 150 克，黄瓜、胡萝卜各半根，西兰花、食用油、精盐、味精、糖各适量。

做法　通心粉先煮熟，过冷水，沥干水备用；黄瓜、胡萝卜、西兰花切成小颗粒，石榴刨成小颗粒，一同倒入通心粉中；猪瘦肉剁碎，备用。锅内放入食用油，下肉末，加调料炒熟后，倒入通心粉中拌匀即可。

功效　瘦身，抗衰老。

食疗验方

急性肠炎　石榴皮 25 克，翻白草、白头翁各 40 克，大蒜 1 头。水煎服。

痢疾、大便脓血　鲜青皮石榴 1 个。洗净，切块，捣烂，绞汁服用。

扁桃体炎　鲜石榴 1～2 个。取石榴带肉的种子捣烂，以开水浸泡过滤，冷后含漱，每日数次。

LI ZHI

荔 枝

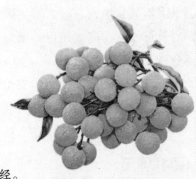

别名　丹荔、红荔、离枝。

性味归经　味甘、酸，性温；入肝、肾经。

养生功效　中医认为，荔枝具有散滞气、消腹胀、养肝、解毒、止泻、补脑健身、开胃益脾、促进食欲等功效。荔枝富含天然葡萄糖，对补血健肺、促进血液循环有特殊的功效。荔枝还富含维生素，常食能促进微细血管的血液循环，防止雀斑的发生，令人的皮肤更加光滑。荔枝对大脑组织有补养作用，能明显改善失眠健忘、神疲等症。

选购窍门 以色泽鲜艳、个大均匀、手感紧实、外表圆润、无尖顶、表皮"钉"密集、皮薄肉厚、汁多味甜者为佳。

食用宜忌

荔枝＋白酒　　√　可改善胃痛。

荔枝＋燕麦　　√　帮助糖类代谢。

荔枝＋猪肝　　✕　破坏维生素C。

荔枝＋黄瓜　　✕　破坏维生素C。

养生食谱

荔枝红枣汤

原料 新鲜荔枝100克，红枣10枚，白糖少许。

做法 将荔枝去皮、核，切成小块；红枣洗净。先将红枣放入锅内，加清水烧开后，放入荔枝、白糖，至糖溶化烧沸即成。

功效 养血养颜，健脾养心，安神益智。适用于气血不足、面色萎黄、失眠健忘、妇女产后虚弱、贫血等症。

食疗验方

胃脘胀痛 荔枝核40克，木香25克。二者晒干，碾成细末，每次取3克，用开水冲服。

失眠 荔枝干15克，水煎服。每天早、晚各服1次。

脾虚久泻 荔枝干果5个，淮山药15克，莲子10克，红枣10枚，水煎或煮粥食用。

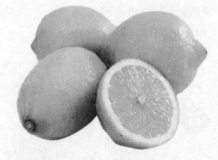

● NING MENG

柠 檬

别　　名 黎檬、柠果、檬子。

性味归经 味酸，性凉，入肝、胃经。

养生功效 柠檬富含维生素 C，能维持人体各种组织和细胞间质的生成，并保持它们正常的生理机能，还能预防感冒、刺激造血、抗癌。柠檬汁中含有大量的柠檬酸精盐，能够抑制钙精盐结晶，从而阻止肾结石的形成，甚至能溶解掉已形成的结石。柠檬还能促进胃中蛋白分解酶的分泌，增加胃肠蠕动。青柠檬中含有一种近似胰岛素的成分，可以使异常的血糖值降低。

选购窍门 成熟的柠檬个头中等，果形椭圆，两端均突起而稍尖，似橄榄球状，果身硬实、皮色鲜黄、色泽光亮，果蒂青绿色，具有浓郁的香气。

食用宜忌

柠檬＋蜂蜜　✔　美容养颜。

柠檬＋肌肉　✔　开胃生津，促进食欲。

柠檬＋牛奶　✖　不利于健康。

柠檬＋山楂　✖　影响肠胃消化功能。

养生食谱

柠檬鸡翅

原　料 鸡翅 6 个，柠檬 1 个，胡萝卜 5 小片，植物油、蜂蜜、酱油、糖、味精各适量。

做　法 柠檬挤出汁。鸡翅洗净放入盆内，加入柠檬汁、蜂蜜、酱油、糖、味精腌 30～60 分钟。胡萝卜片洗净，用冷开水冲一下。锅中入油，略多一些，油热，逐一将腌过的鸡翅放入炸一下，上色捞出。另起锅，把鸡翅和腌鸡翅的料一起倒入锅中，略加水，中小火烧 10 分钟，收干汁水盛出，旁边放上胡萝卜片点缀一下即成。

功效 健胃理气，化痰消食。

食疗验方

高血压、心肌梗死 柠檬 1 个，荸荠 10 个。水煎服。

饮酒过量、积热口渴 柠檬 45 克，甘蔗 180 克。甘蔗去皮，切碎，柠檬捣烂绞汁，慢服。

痰热咳嗽 柠檬 100 克，桔梗 12 克，胖大海 10 枚，甘草 9 克，水煎服。

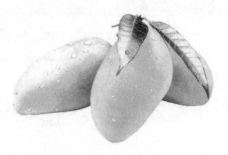

● MANG GUO

芒果

别　名 庵罗果、蜜望子、香盖。

性味归经 味甘、酸，性平；入肝、脾经。

养生功效 中医认为，芒果具有清热生津、解渴利尿、益胃止呕的功效。芒果中含有大量的纤维素，可以促进排便，对于防治便秘具有一定的好处。芒果中的芒果酮酸等三醋酸和多酚类化合物具有抗癌的作用。芒果还有止咳的功效，对咳嗽痰多等症有辅助治疗作用，是治疗慢性支气管炎的食疗佳品。

选购窍门 以皮色黄橙而均匀、表皮光滑、无黑病斑、近蒂头处硬实、富有弹性、香味浓郁、肉质细嫩者为佳。

食用宜忌

芒果＋奶酪　✔　降血压。

芒果＋猪瘦肉、陈皮　✔　清肺化痰，解毒散邪，排脓。

芒果＋动物肝脏 ✖ 动物肝脏中的铜、铁离子会破坏芒果中的维生素C。

芒果＋辣椒 ✖ 会使人发黄病。

养生食谱

芒果粥

原料 芒果2个，粳米100克。

做法 将芒果洗净，榨汁备用。粳米淘净，放入锅中，加适量清水煮粥，待熟后，放入芒果汁，再煮沸几次即成。

功效 清热生津。适用于热病伤阴、津伤口渴、暑热烦渴、肺燥干咳、小便不利等症。

食疗验方

多发性疣 芒果肉1~2枚，分早、晚2次服用。同时取芒果皮涂擦患处。

烦热口渴 芒果片、芦根、天花粉各30克，知母1克。水煎服，每日2~3次。

气逆呕吐 芒果片25克，生姜5片。水煎，分2次服用。

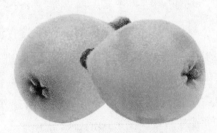

PI PA

枇 杷

别 名 卢橘、金丸、金弹。

性味归经 味甘、酸，性凉；入脾、肺、肝经。

养生功效 枇杷果所含的苦杏仁甙，能够润肺止咳、祛痰，辅助治疗各种咳嗽。枇杷叶有泄热下气、和胃降逆的功效，为止呕佳品。枇杷中的有机酸，能刺激人体消化腺分泌，对增进食欲、促进消化、止渴解暑有很好的作用。同时能促使人体有效地吸收维生素 C，保护血管健康。枇杷中丰富的维生素 B_1、苦杏仁甙和白芦梨醇等成分还有防癌、抗癌的功效。

选购窍门 优质的枇杷个头大而匀称，呈倒卵形，果皮橙黄，绒毛完整，多汁，皮薄肉厚。

食用宜忌

枇杷＋蜂蜜 √ 润喉止咳。

枇杷＋番石榴 √ 增进食欲，帮助消化，增加体能和耐力。

枇杷＋牛奶 ✕ 枇杷中的有机酸会使牛奶中的蛋白质变性沉淀。

枇杷＋补钙药物 ✕ 枇杷中的果酸与钙结合会形成沉淀物，降低药物的疗效。

养生食谱

枇杷银耳粥

原料 枇杷 40 克，干银耳 30 克，粳米 100 克，冰糖 10 克。

做法 粳米淘洗干净，用冷水浸泡发好，捞起，沥干水分；枇杷冲洗干净，撕去外皮，切成两半，剔去果核；银耳用温水浸泡涨发，择洗干净，撕碎成小瓣。取锅加入冷水、银耳、粳米，大火煮沸后改用小火熬煮，至粥将成时，加入枇杷、冰糖，再煮两三沸即成。

功效 润肺止咳，开胃健脾，生津止渴。

食疗验方

气管炎 嫩枇杷叶 40 克，款冬花 12.5 克，甘草 7.5 克。将嫩枇杷叶去毛，与款冬花、甘草同加水煎，早晚各服 1 次。

胃热呕吐 枇杷叶 20 克，竹茹 25 克，麦门冬 15 克，制半夏 10 克。水煎服。

声音嘶哑 鲜枇杷叶 30 克，竹叶 15 克。水煎服。

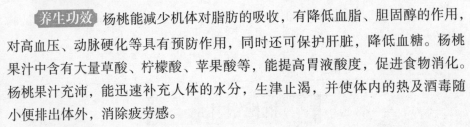

● YANG TAO

杨 桃

别　名 阳桃、三廉子、洋桃。

性味归经 味酸、甘、涩，性平；入肝、脾经。

养生功效 杨桃能减少机体对脂肪的吸收，有降低血脂、胆固醇的作用，对高血压、动脉硬化等具有预防作用，同时还可保护肝脏，降低血糖。杨桃果汁中含有大量草酸、柠檬酸、苹果酸等，能提高胃液酸度，促进食物消化。杨桃果汁充沛，能迅速补充人体的水分，生津止渴，并使体内的热及酒毒随小便排出体外，消除疲劳感。

选购窍门 以果皮光亮，皮色黄中带绿，果肉厚，棱边青绿者为佳。

食用宜忌

杨桃＋菠菜	✓	养颜护肤，抗衰老。
杨桃＋精盐	✓	有助于维持人体酸碱平衡。
杨桃＋黄豆	✗	会导致消化不良。
杨桃＋牛奶	✗	会形成人体无法吸收的草酸钙，影响人体对牛奶中钙的吸收。

养生食谱

杨桃芡米粥

原料 杨桃、粳米各100克，芡米、白糖各50克。

做法 杨桃洗净，切成果丁，粳米以清水淘洗干净。将杨桃丁、芡米、粳米同放入一大瓦罐中，加清水750毫升，以小火慢炖60分钟，再加入白糖即成。

功效 健脾益胃，增进食欲。

食疗验方

美容祛斑 将杨桃捣烂敷面，每次敷 10 ~ 15 分钟。

慢性头痛 杨桃根 60 克，枸杞子 12 克，川芎、菊花、天麻各 9 克，白芍 30 克。水煎服，每日 2 次。

遗精 杨桃根 60 克，金樱子、杜仲、淫羊藿各 20 克，菟丝子 15 克。水煎服，每日 2 次。

HUO LONG GUO

火龙果

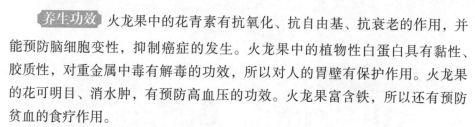

别　名 红龙果、青龙果、仙蜜果。

性味归经 味甘、苦，性微凉；入肺、胃、大肠经。

养生功效 火龙果中的花青素有抗氧化、抗自由基、抗衰老的作用，并能预防脑细胞变性，抑制癌症的发生。火龙果中的植物性白蛋白具有黏性、胶质性，对重金属中毒有解毒的功效，所以对人的胃壁有保护作用。火龙果的花可明目、消水肿，有预防高血压的功效。火龙果富含铁，所以还有预防贫血的食疗作用。

选购窍门 以外观光滑亮丽，果身饱满，颜色鲜紫红、均匀，形状短胖，手感较重，软硬适中，根部无腐烂者为佳。

食用宜忌

火龙果 + 雪梨　　√　　清火润燥。

火龙果 + 牛奶　　√　　减肥美白，补充钙质。

火龙果 + 辣椒　　✕　　易引起腹泻。

火龙果 + 山楂　　✕　　易引起消化不良、腹痛腹胀。

养生食谱

贵妃蚌炒火龙果

原料 贵妃蚌400克，火龙果3个，油、精盐、味精各适量。

做法 贵妃蚌取肉清洗干净后，用精盐、味精腌制3~4分钟；火龙果剥壳取肉，切成块，果壳洗净留用。炒锅上火，油烧热，放入腌过的贵妃蚌肉，炒至七成熟，加入火龙果肉轻炒，盛入火龙果壳里。

功效 润肠道，降血糖。

食疗验方

原发性高血压 火龙果花、玉米须各50克，西瓜二层皮25克，香蕉皮40克。水煎，分2~3次服用。

糖尿病 将火龙果和胡萝卜一同放入榨汁机中榨汁饮用。

肥胖症 火龙果1个，精盐少许。火龙果切开，剥去外皮，切块，蘸精盐食用。

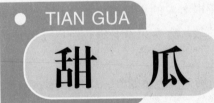

● TIAN GUA

甜 瓜

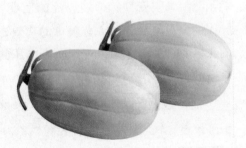

别 名 香瓜、甘瓜、番瓜。

性味归经 味甘，性凉；入胃、肺、大肠经。

养生功效 甜瓜中含有大量的碳水化合物和柠檬酸等，且水分充沛，是夏季清凉消暑、解烦渴、利小便的佳品，民间常用来治肾炎水肿、胃热烦渴、高血压。甜瓜中的转化酶可将不溶性蛋白质转变为可溶性蛋白质，帮助肾病患者吸收营养。甜瓜蒂中的葫芦素能减轻慢性肝损伤，保护肝脏。甜瓜子有驱杀蛔虫等寄生虫的作用。

选购窍门 成熟的甜瓜果皮色白而带浅绿，按起来比较坚实又不乏韧性，果实底部圆圈大。

食用宜忌

甜瓜 + 银耳 　✔　可预防贫血。

甜瓜 + 糯米 　✔　清暑止渴，除烦利水。

甜瓜 + 猪肉 　✘　降低人体对矿物质的吸收。

甜瓜 + 田螺 　✘　易导致腹痛。

养生食谱

香瓜炒虾球

原料 香瓜、红辣椒各1个，基围虾8个，鸡胸肉1块，葱、姜、蒜、生抽、花生油、精盐、淀粉、胡椒粉各适量。

做法 鸡胸肉切片，用生抽、精盐、胡椒粉腌制5~10分钟。基围虾烫熟，去皮。香瓜去皮去子，切块。葱、姜、蒜、红辣椒根据个人喜好改刀。将腌制好的鸡胸肉，加淀粉，拌匀，再加适量花生油，拌匀。炒锅大火烧热，加适量花生油，下葱、姜、蒜、红辣椒炒出香味，下拌好的鸡胸肉，划散，翻炒。待鸡胸肉颜色开始变白，肉片不再软塌时，倒入基围虾仁和香瓜块，翻炒，加精盐，继续翻炒一会儿，关火装盘即可。

功效 消暑热，解烦渴，利小便。

食疗验方

头癣 甜瓜叶捣烂，敷于患处。每日2~3次。

风火牙痛 甜瓜皮10克，水煎，等水冷后漱口。

食物中毒 甜瓜蒂0.8克，绿豆3克。二者同研细末，用温开水送下。

YE ZI

椰 子

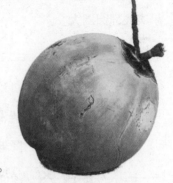

别　名 椰果、树头、越王头。

性味归经 味甘，性平；入脾、胃、大肠经。

养生功效 中医认为，椰肉具有补益脾胃、杀虫消疳的功效，椰汁有生津、利水等功效。椰子富含钾和镁汁，可增加人体对钾的耐受性，用来治疗胃肠炎、脱水均有效。夏天饮用椰子汁，可清凉解暑，生津止渴，还能补充细胞内液，扩充血流量，滋润皮肤，收到驻颜美容的功效。椰子还能强心利尿，适宜作为心力衰竭、水肿的食疗之品。

选购窍门 优质的椰子外形饱满，呈圆形或长圆形，双手捧起手感沉重，放在耳边摇动，汁液撞击声大。

食用宜忌

椰子 + 牛奶　✓　增加对营养素的吸收。

椰子 + 鸡肉　✓　养阴生津。

椰子 + 荔枝　✗　易使血糖升高。

椰子 + 西瓜　✗　易使血糖升高。

养生食谱

椰浆粥

原料 椰浆 30 毫升，粳米 30 克。

做法 粳米加水，如常法煮粥，将熟时加入椰浆。空腹食用。

功效 消暑解渴，强心利尿，驱虫，止吐泻。适用于胃肠炎、充血性心力衰竭、水肿。

食疗验方

风热证 椰子 1 个，白糖 50 克。将椰子切开，取出椰浆，放入碗中。将白糖加入椰浆，拌匀食用。

四肢乏力，食欲不振 椰子肉、糯米、鸡肉各适量。将椰子肉切成小块，放入糯米、鸡肉，隔水蒸至熟，当饭吃。每日 1 次。

心脾两虚 椰子肉 100 克，桂圆肉 50 克，粳米 60 克，大枣 6 枚，红糖 30 克，共煮粥服用。早晚各 1 次。

● SHAN ZHU
山 竹

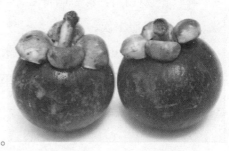

别　　名 莽吉柿、山竹子、凤果。

性味归经 味苦，性寒；入心、胃、肝经。

养生功效 山竹富含羟基柠檬酸、山酮素等成分，羟基柠檬酸对抑制脂肪合成、抑制食欲和降低体重有良好功效，山酮素则具有止痛抗菌、抗病毒、抗突变等作用，并能抗氧化、消除氧自由基的活性，可以对心血管系统起到很好的保护作用。山竹还含有丰富的蛋白质和脂类，对身体有很好的补养作用，可用于体弱、营养不良、病后的调养等。

选购窍门 新鲜成熟的山竹果蒂为绿色，果皮呈深紫色，用手指轻压外壳，感觉略软而有弹性，分量偏重。另外，果顶处星状花纹瓣的瓣数代表着果肉的瓣数，以 8 瓣者为最佳。

食用宜忌

山竹＋榴莲　✔　克榴莲之燥热，起到消火的作用。

山竹＋西瓜　✘　易伤脾胃，导致腹胀、腹泻、食欲下降。

养生食谱

蒜蓉鲜虾蒸山竹

原料 山竹、鲜虾各 250 克，蒜蓉少许。

做法 山竹垫底；鲜虾用蒜蓉拌好，放上面。一起上锅蒸 5 分钟即成。佐餐食用。

功效 滋阴补肾，强壮肾脾，清凉润燥。

食疗验方

月经不调 山竹根、普刺特草各 25 克，益母草 20 克，香附 15 克。水煎 2 次，早、晚各服 1 次。

烧伤、烫伤 山竹果皮适量，外敷伤口。

糖尿病、高血压 山竹 5 个。将果肉榨汁，一日分 3 次服用。

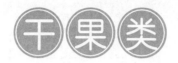

干果类

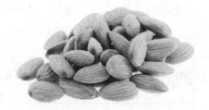

XING REN

杏 仁

别 名 杏核仁、杏子、杏梅仁。

性味归经 味甘、苦，性微温；入肺、大肠经。

养生功效 杏仁含有丰富的黄酮类物质和多酚类成分，能够降低人体内胆固醇的含量，还能显著降低心脏病和许多慢性病的发病危险。苦杏仁能止咳平喘，润肠通便，可治疗肺病、咳嗽等疾病。甜杏仁偏滋润，有一定的补肺作用。常吃杏仁，还能促进皮肤微循环，滋润皮肤，起到美容养颜的作用。

选购窍门 优质的杏仁外皮棕黄，颗粒大、均匀、饱满，有光泽，果仁白嫩，呈鸡心形、扁圆形或偏长圆形。

食用宜忌

杏仁＋粳米　√　润肠通便，益气健脾。

杏仁＋梨　√　生津止渴，化痰清热。

杏仁＋菱角　✕　不利于蛋白质的吸收。

杏仁＋狗肉　✕　会产生对身体有害的物质。

养生食谱

猪肺杏仁粥

原料 杏仁10克，猪肺50克，粳米100克。

做法 杏仁去皮，捣成泥状；猪肺加水，煮至七成熟，捞出切碎。猪肺、粳米、杏仁泥共加水，同煮为粥。

功效 润肺止咳。

食疗验方

声音嘶哑 杏仁5克，加水煎煮代茶饮用。

风热感冒 杏仁、牛蒡子、桑叶、桔梗、菊花各12.5克。上述材料加2碗水煎成1碗。倒出药液，再加1碗半水，煎至8分。将2次得到的药液混合，早、晚各服1次，连服数天。

伤风咳嗽 杏仁10克，生姜3片，白萝卜60克，水煎服。

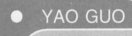

腰果
YAO GUO

别　名 鸡腰果、介寿果、柏公果。

性味归经 味甘，性平；入肺、大肠经。

养生功效 腰果含有丰富的油脂，可以润肠通便、润肤美容、延缓衰老。腰果中含有丰富的B族维生素和维生素A，对夜盲症、干眼症及皮肤角化有防治作用，并能增强人体抗病能力。腰果中的维生素和矿物质等成分有很好的软化血管的作用，对保护血管、防治心血管疾病大有益处。经常食用腰果还能提高机体抗病能力，增进性欲，使体重增加。

选购窍门 新鲜的腰果外观呈完整月牙形，色泽白，饱满，气味香，油脂丰富，无蛀虫、斑点。

食用宜忌

腰果 + 鸡肉　✓　强身壮体，增强抗病能力。

腰果 + 虾仁　✓　丰润毛发，减轻关节疼痛。

腰果＋鲜蛤 ✗ 鲜蛤中的维生素 B_1 分解酶会破坏腰果中的维生素 B_1，造成营养流失。

腰果＋白酒 ✗ 会使脂肪蓄积在肝脏中，损害肝脏功能。

养生食谱

腰果核桃仁汤

原料 猪腰 500 克，核桃仁 300 克，腰果、猪瘦肉、姜片、精盐各适量。

做法 腰果切碎；猪腰洗净切块，入沸水余烫，捞出；猪瘦肉切大块，入沸水余烫，捞出，洗净血水。锅中注水烧沸，放入猪腰块、猪瘦肉块、腰果碎、核桃仁、姜片，大火煮沸，转小火煮约 3 小时，加精盐调味即成。

功效 健脾益气，补肾强心。

食疗验方

骨质疏松 腰果 5 粒，木瓜半个，香蕉 1 根，无糖豆浆 200 毫升。腰果用沸水浸泡 15 分钟，与木瓜、香蕉、豆浆一起打成汁，趁鲜饮用。

高血压 腰果用醋浸泡 6～7 天，每日早、晚各吃 8～10 枚。

水肿 腰果肉质花托适量，鲜食或榨汁作饮料饮用。

● HUA SHENG

花 生

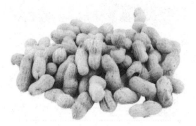

别 名 落花生、花生米、长生果。

性味归经 味甘，性平；入脾、肺经。

养生功效 中医认为，花生具有养血健脾、润肺化痰、润肠通便、止血通乳的功效，适用于治疗燥咳痰喘、脾胃失调、营养不良、乳汁缺乏、贫血、便秘等病症。花生中的卵磷脂和脑磷脂，能延缓脑功能衰退，抑制血小板凝集，防止脑血栓形成。花生油是一种优质食用油，有降低血清胆固醇的作用，十分适宜动脉硬化、冠心病患者食用。

选购窍门 以颗粒饱满，果粒大而圆，表皮干燥、完整，无发霉、虫蛀者为佳。

食用宜忌

花生 + 红枣	√	既可补虚，又能止血。
花生 + 红葡萄酒	√	有利于保持心脏血管畅通，降低心脏病的发病率。
花生 + 苦瓜	✗	易导致腹泻。
花生 + 螃蟹	✗	易导致胃肠不适、腹泻。

养生食谱

海带花生煮排骨

原料 花生米 100 克，水发海带 200 克，猪排骨 300 克，精盐、味精各适量。

做法 猪排骨洗净，剁成块；海带洗净，切丝；花生米洗净，用热水泡胀，去皮。锅内放入猪排骨块、花生米，倒入适量清水，大火煮沸，撇净浮沫，加入海带丝，改用小火煮 1 小时，至猪排骨肉熟易脱骨时，加入精盐、味精调味即可。

功效 强身健体，防癌抗癌。

食疗验方

高血压 连衣花生米 250 克，在醋中浸泡 1 周。每晚睡前食 10 粒。

慢性气管炎 干花生衣 60 克，水煎 10 小时以上，浓缩成汁，加糖调服，每日 2 次。

乳汁少 花生 90 克，前猪脚 1 只，共炖服。

HE TAO

核 桃

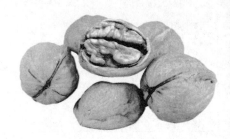

别　名 胡桃、羌桃、波斯胡桃。

性味归经 味甘，性温；入肾、肺、大肠经。

养生功效 核桃仁中含有大量的维生素 E，经常食用有润肌肤、乌须发的作用，可以令皮肤滋润光滑、富有弹性。核桃仁中的卵磷脂对脑神经有良好的保健作用；精氨酸、油酸、抗氧化物质等能保护心血管，预防冠心病、中风、老年痴呆等症。核桃还可以辅助治疗非胰岛素依赖型糖尿病。核桃油富含不饱和脂肪酸，可防治动脉硬化。

选购窍门 以个大圆整、壳薄白净、出仁率高、干燥、仁片大、色泽白净、含油量高、无虫蛀霉烂者为佳。

食用宜忌

核桃＋红枣	✔	养颜乌发。
核桃＋百合	✔	润肺益肾，止咳平喘。
核桃＋白酒	✘	易导致血热。
核桃＋豆腐	✘	易致腹胀、腹痛、消化不良。

养生食谱

核桃糕

原料 核桃肉 30 克，黑芝麻 20 克，熟马铃薯泥 500 克，豆沙馅 100 克，山楂泥、白糖各 50 克，水淀粉适量。

做法 将核桃肉切碎，与黑芝麻一起下锅，炒后取出，与熟马铃薯泥、豆沙馅、山楂泥、白糖加水淀粉聚合，切成方块，上笼蒸熟即可。

功效 温补肾阳，养血润燥，安神益智。

食疗验方

肾虚腰痛 核桃仁加适量精盐水熬汤食用。

虚喘 核桃肉、蜂蜜各1000克。将核桃肉捣烂，与蜂蜜和匀用瓶装好，每次食1匙。一日2次，开水送下。

体虚倦怠、消瘦肢弱 核桃肉、粳米、冰糖各适量。加水煲粥服用。

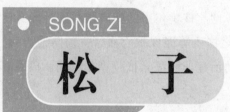

SONG ZI

松 子

别　名 松籽、松子仁、海松子。

性味归经 味甘，性温；入肝、肺、大肠经。

养生功效 松子中的油酸、亚油酸等不饱和脂肪酸有很好的软化血管的作用，是预防动脉粥样硬化的理想保健食物。松子中的磷和锰能补益大脑和神经，是学生和脑力劳动者的健脑佳品，对老年痴呆也有很好的预防作用。松子中的营养成分还能激活酶的活性，促进蛋白质合成，抗衰老，抗辐射，增强体力，消除疲劳，增强人体免疫功能。

选购窍门 好的松子颗粒仁丰满、大而均匀、色泽光亮、干燥。

食用宜忌

松子 + 鸡肉　✓　润肤美容。

松子 + 玉米　✓　益智健脑，延缓衰老。

松子 + 牛奶　✗　会影响各自营养成分的吸收。

松子＋黄豆　❌　会影响蛋白质的消化吸收，并且刺激肠胃，容易导致恶心、呕吐等症状。

养生食谱

花生松仁粥

原料 花生60克，松子30克，粳米80克，精盐适量。

做法 花生、粳米洗净，用清水浸泡1小时左右，与洗净的松子一同入锅，大火烧开，揭盖，继续煮至米粒黏稠，加精盐调味即成。

功效 健脾养胃，润肠通便，补锌补血。

食疗验方

风湿性关节炎 松子仁15克，当归、桂枝、羌活各6克，加黄酒和水等量合煎，每日1剂，分2次服。

肝肾阴虚、头晕眼花 松子、黑芝麻、枸杞子、杭菊花各10克。将以上4味洗净后一并放入砂锅，加适量清水，煎煮40分钟，取汁。药渣加水再煮30分钟，取汁，合并2次药液，分2次温服。

老年便秘 松子30克，粳米50克，蜂蜜适量。松子、粳米加水400毫升，以小火煮成稠粥，冲入蜂蜜，早起空腹、夜间睡前温热服用。

ZHEN ZI

榛 子

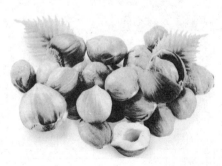

别　名 山板栗、尖栗、棰子。

性味归经 味甘，性平；入胃、脾经。

养生功效 榛子富含油脂，能使其自身所含的脂溶性维生素更易被人体吸收，对体弱、病后虚羸、易饥饿的人都有很好的补养作用。榛子本身有一种天然的香气，具有开胃的功效，丰富的纤维素还能帮助消化，防治便秘。榛子有助于降血压、降血脂、保护视力、延缓衰老。榛子中的紫杉酚是一种有效的抗癌成分，能治疗卵巢癌和乳腺癌以及其他一些癌症，延长患者的生命周期。

选购窍门 以粒大饱满、身干、外壳坚硬、色泽洁净光亮、果仁肥白而圆、有香气者、空壳与坏仁少、无虫蛀者为佳。

食用宜忌

榛子+粳米	✔	健脾开胃，益气力。
榛子+羊肝	✔	养血明目。
榛子+牛奶	✘	降低各自营养价值的吸收。
榛子+牛肉	✘	不利于健康。

养生食谱

榛子红豆粥

原料 榛子仁 150 克，红豆 100 克，白糖适量。

做法 将榛子仁、红豆分别去杂、洗净。砂锅内加适量水煮成粥，最后加白糖搅匀即成。

功效 补益脾胃，利水除湿，适用于体倦乏力、眼花、肾炎水肿、营养不良性水肿等症。

食疗验方

目涩视昏 榛子仁 15 克，藕粉 30～50 克，白糖适量。将榛子炒黄，研成细末，掺入藕粉，用滚开水冲后，调糖食用。

病后体虚，食少疲乏 榛子 100 克，山药 50 克，党参 20 克，陈皮 15 克。水煎服。

● **WU HUA GUO**

无花果

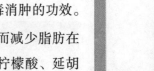

别　名 文仙果、映日果、蜜蜂果。

性味归经 味甘，性平；入脾、胃、肺经。

养生功效 中医认为，无花果有清热生津、健脾开胃、解毒消肿的功效。无花果所含的脂肪酶、水解酶等可以降低血脂、分解血脂，从而减少脂肪在血管内的沉积，起到降血压、预防冠心病的功效。无花果中的柠檬酸、延胡索酸、琥珀酸、苹果酸、丙乙酸、草酸、奎宁酸等物质，具有抗炎消肿之功，可利咽消肿。其含有的乙醇提取物还有降压的作用。

选购窍门 优质的无花果个头较大、果肉饱满、果皮较薄、外皮无损伤、不开裂。

食用宜忌

无花果＋草鱼　✔　清热润燥，强身健体。

无花果＋猪蹄　✔　清热解毒，通经下乳。

无花果＋豆腐　✘　易导致泄泻。

养生食谱

‖ 无花果雪梨炖瘦肉 ‖

原料 无花果15克，雪梨50克，瘦肉100克，蜜枣1个。

做法 将瘦肉洗净，沸水略煮后切块；雪梨洗净切片；无花果、蜜枣分别洗净。所有食材一起放入炖盅内，加清水250毫升，隔水炖2小时即可。

功效 利咽生津，滋阴润燥，清肺热。适用于咽喉肿痛、声音嘶哑、烦热口渴、痰多咳嗽或干咳无痰等肺胃热盛症状。

食疗验方

便秘、痔疮 鲜无花果生吃，或用干无花果与猪大肠水煎服。

咽喉痛 无花果 8 个，忍冬花 25 克。水煎服。

消化不良性腹泻 炒无花果 15 克，炒山楂、炒鸡内金各 10 克，厚朴 5 克。水煎服。

KAI XIN GUO

开心果

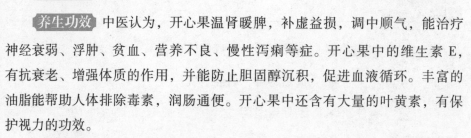

别　名 无名子、苏罗子、阿月浑子。

性味归经 味甘，性温；入肝、胃经。

养生功效 中医认为，开心果温肾暖脾，补虚益损，调中顺气，能治疗神经衰弱、浮肿、贫血、营养不良、慢性泻痢等症。开心果中的维生素 E，有抗衰老、增强体质的作用，并能防止胆固醇沉积，促进血液循环。丰富的油脂能帮助人体排除毒素，润肠通便。开心果中还含有大量的叶黄素，有保护视力的功效。

选购窍门 自然成熟的开心果果实饱满，外壳发黄，果衣呈深紫色，果仁为翠绿色，开口大，用手摇晃没有声音。

食用宜忌

开心果＋麦片　✓　润肠通便，有助于人体排出毒素。

开心果＋蔬菜　✓　帮助分解人体脂肪，有助于减肥。

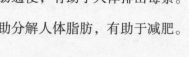

养生食谱

开心果炒黄瓜

原料 开心果 150 克，黄瓜 200 克，番茄 1 个，蒜蓉 50 克，红辣椒粉、沙律酱、精盐、食用油各适量。

做法 开心果去壳，果仁研粗粒；黄瓜洗净，切去两头对开切片；番茄洗净，去皮切粒。油锅烧热，先炒熟蒜蓉、黄瓜片，再放入番茄、开心果仁炒匀，加精盐、红辣椒粉、沙律酱，拌匀即可。

功效 润肠通便，排毒养颜。

食疗验方

腰冷、肾虚 每日食用 50 克左右，常食有效。

乳腺增生 每天食 10～15 颗开心果，坚持常食，疗效显著。

高血压 将开心果果仁碾碎，搅拌入酸奶中食用。

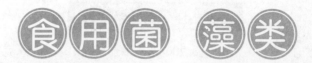

食用菌 藻类

KOU MO

口 蘑

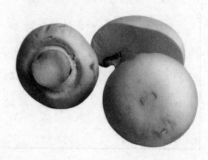

别　名 白蘑、云盘蘑、银盘。

性味归经 味甘，性微寒；入肝、胃经。

养生功效 口蘑富含微量元素硒，喝下口蘑汤几个小时后，人体血液中的硒和血红蛋白的含量就会增加，血中谷胱甘肽过氧化酶的活性也会显著增强，能够防止过氧化物损害机体，降低因缺硒引起的血压升高和血黏度增加，调节甲状腺的工作，提高免疫力。硒还能明显抑制癌前病变，降低癌症的发病率。口蘑中还含有多种抗病毒成分，这些成分对辅助治疗由病毒引起的疾病有很好的效果。

选购窍门 优质的口蘑菌盖肥厚，盖面干燥，菌褶排列较密，颜色呈浅褐色，菌柄短而粗壮。

食用宜忌

口蘑＋冬瓜	✔	利小便，降血压。
口蘑＋魔芋	✔	降低胆固醇，抗癌，通便减肥。
口蘑＋味精	✘	会使口蘑损失原有的鲜味。

养生食谱

口蘑鹌鹑蛋

原料 口蘑 150 克，鹌鹑蛋 10 个，青菜心 50 克，植物油、料酒、精盐、味精、水淀粉、高汤各适量。

做法 口蘑洗净，对半切开；青菜心洗净，对半切开。锅中放冷水、鹌鹑蛋，用小火煮熟，捞出，将鹌鹑蛋放入冷水中浸凉，去壳备用。另起锅倒油烧热，放入鹌鹑蛋炸至金黄捞出。去余油，加高汤、口蘑、鹌鹑蛋，烹入料酒、精盐，5 分钟后，放青菜心翻炒，加入味精，用水淀粉勾薄芡，翻匀即可。

功效 强身健体，防治贫血。

食疗验方

恶心、肿瘤 口蘑 250 克，洗净泡发，切成薄片，以高汤炖熟，加精盐、味精调味。

麻疹初起 口蘑以水煎服，每日分 3 次服下。

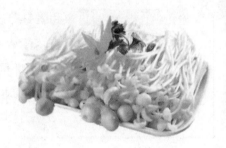

JIN ZHEN GU

金针菇

别　名 金菇、朴菇、黄耳蕈。

性味归经 味甘，性凉；入肝、胃、肠经。

养生功效 金针菇能有效增强机体的生物活性，促进体内新陈代谢，帮助食物中各种营养素的吸收和利用，对生长发育大有益处。金针菇含有丰富的赖氨酸、精氨酸和锌，对儿童的身高和智力发育很有好处。金针菇中的朴菇素，能增强机体对癌细胞的抗御能力。金针菇还可抑制血脂升高，降低胆固醇，防治心脑血管疾病、肝脏疾病和肠胃道溃疡。

选购窍门 优质的金针菇看上去颜色微黄，均匀，鲜亮，无杂色，菌盖中央较边缘稍深，菌柄上浅下深，没有刺鼻的味道。

食用宜忌

金针菇＋鸡肉　　√　　补益气血，强健身体。

金针菇＋西兰花 ✓ 增强肝脏解毒能力，提高机体免疫力。

金针菇＋牛奶 ✗ 易引发心绞痛。

金针菇＋驴肉 ✗ 会导致腹痛、腹泻。

养生食谱

金针菇肉片汤

原料 金针菇 150 克，猪瘦肉 250 克，精盐适量。

做法 金针菇洗净，瘦肉切片。锅内烧开水，先入肉片煮沸，再下金针菇、精盐，煮至金针菇熟即可。

功效 补益肠胃。

食疗验方

过敏、哮喘、湿疹 食用金针菇或用干菌磨粉外涂。

气血不足 金针菇 100 克，仔鸡 250 克。鸡去内脏，洗净入砂锅中加水炖至九成熟，再加入金针菇，熟后即可食用。

肝胃痛 金针菇 40 克，加冰糖适量共炖，温服。

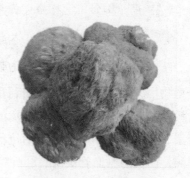

● HOU TOU GU

猴头菇

别名 猴头、阴阳蘑、刺猬菌。

性味归经 味甘，性平；入脾、胃经。

养生功效 猴头菇中的不饱和脂肪酸，有利于血液循环，能降低血液中的胆固醇和甘油三酯含量，是高血压、心血管病患者的理想食品。苹果酸、柠檬酸等有机酸，能促使胃液分泌，促进对脂肪及蛋白质的消化，增加胃酸浓度，调整胃肠功能，有助胃肠疾病的康复；果酸及纤维素有助消化、润肠通便的作用，可防治便秘。患有气管、食道及平滑肌组织疾病的患者在睡前食用蒸煮过的猴头菇，有安眠平喘的功效，并可增强细胞活力和抵抗力。

选购窍门 以完整无缺、茸毛齐全、表面长满肉刺体，形状似猴头、色泽金黄、无霉烂、无异味者为佳。

食用宜忌

猴头菇＋鸡肉	✓	利五脏，安心神，助消化。
猴头菇＋虾仁	✓	有效为人体补充钙质。
猴头菇＋萝卜	✗	易引发皮炎。

养生食谱

猴头菇红烧蹄筋

原料 水发猴头菇200克，蹄筋250克，冬笋、火腿、海米各20克，鸡油、酱油、料酒、白糖、味精、葱、姜、猪油、精盐各适量。

做法 将猴头菇顺刺切成片；蹄筋切成段；火腿、冬笋切成片；葱、姜切成豆瓣片。将猴头菇片、蹄筋段入沸水锅中焯一下取出。炒锅加猪油烧至七成热时，倒入猴头菇片、蹄筋段爆炒，倒入漏勺，沥去油。原锅加葱片、姜片、火腿片、冬笋片、海米、猴头菇片、蹄筋段，再加料酒、精盐、酱油、白糖、味精和水，烧沸后改小火烧至汁浓，淋入鸡油，起锅装盘即可。

功效 助消化，强筋骨。

食疗验方

脾胃虚弱、消化不良 猴头菇60克，以温水浸软，切成薄片，加水煎汤，稍加黄酒服用。

肝炎 猴头菇60克，加调料适量炖汤，吃菇喝汤，每日1次。

神经衰弱、身体虚弱 猴头菇（干品）150克，切片与鸡共煮食用，日服1次（或用鸡汤煮食）。

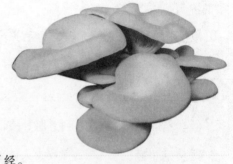

PING GU
平 菇

别 名 侧耳、耳菇、青蘑。

性味归经 性温，味甘；入肝、胃经。

养生功效 平菇中含有能刺激机体产生干扰素的诱导物质，能提高机体免疫力，预防流感、肝炎等病毒性感染疾病的发生。平菇中的蛋白多糖体对癌细胞有很强的抑制作用。平菇还富含能促进记忆、促进人体合成高级蛋白的赖氨酸。经常食用平菇，能调节新陈代谢，降低血压，减少血清胆固醇，对肝炎、胃溃疡、十二指肠溃疡、软骨病、更年期综合症均有调理作用。

选购窍门 以菇行整齐不坏，颜色正常，质地脆嫩而肥厚，气味纯正清香，无杂味、无病虫害，菌伞边缘向内卷曲者为佳。

食用宜忌

平菇 + 豆腐　✓　降压降脂，益气和中，提高人体免疫力。

平菇 + 青豆　✓　清热解毒，健身宁心。

养生食谱

猪肚炒平菇

原料 鲜平菇 200 克，鸡脯肉 150 克，熟猪肚 100 克，猪油、葱、料酒、湿淀粉、精盐、香油、蒜瓣各适量。

做法 将鸡脯肉切成块，熟猪肚切成米粒大小，葱切成段，平菇切成片。将猪油入锅烧热后放蒜瓣爆香，再加鸡脯肉块、平菇片、熟猪肚末、葱、精盐、料酒、湿淀粉，翻炒至鸡脯肉熟透，淋入香油，盛入盘内即可。

功效 益肠胃，补五脏。

食疗验方

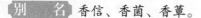

脾胃虚弱 以鲜平菇熬汤，或以干平菇研磨成粉末服用。

XIANG GU

香 菇

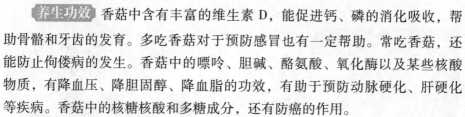

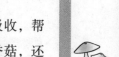

别　名 香信、香菌、香蕈。

性味归经 味甘，性平；入脾、胃经。

养生功效 香菇中含有丰富的维生素 D，能促进钙、磷的消化吸收，帮助骨骼和牙齿的发育。多吃香菇对于预防感冒也有一定帮助。常吃香菇，还能防止佝偻病的发生。香菇中的嘌呤、胆碱、酪氨酸、氧化酶以及某些核酸物质，有降血压、降胆固醇、降血脂的功效，有助于预防动脉硬化、肝硬化等疾病。香菇中的核糖核酸和多糖成分，还有防癌的作用。

选购窍门 鲜品以菇伞肥厚，伞缘曲收，内侧乳白色，褶皱明显，菇柄短而粗，菇苞未开，菇肉厚实者为佳。干品以体圆、齐整、质干脆而不碎者为佳。

食用宜忌

香菇＋鸡肉　✔　帮助排泄，改善便秘，预防脑卒中及大肠癌。

香菇＋苦瓜　✔　可减少人体对脂肪的吸收。

香菇＋冷水　✘　会大大减少香菇的鲜香。

养生食谱

香菇肉粥

原料 猪肉馅100克，香菇2~3朵，芹菜、虾米各30克，红葱头2个，大米50克，食用油、酱油、胡椒粉各适量。

做法 虾米、红葱头、芹菜洗净，分别切细末；香菇泡软，去蒂、切丝；

猪肉馅放入碗中加半小匙酱油拌匀备用。大米洗净，放入锅中加2杯半水大火煮滚，改小火煮成半熟稀饭。锅中倒入1/2大匙油，放入红葱头以中火爆香，加入香菇和半小匙酱油快炒，最后加入猪肉馅、虾米炒熟，盛起，加入半熟稀饭以中火煮开小火慢煮约15分钟，再加入胡椒粉及芹菜末，即可食用。

功效 降低血中胆固醇，预防高血压、肾脏病，增加抵抗力。

食疗验方

贫血 水发香菇20克，红枣20个，鸡肉150克，加姜末、葱末、精盐、料酒、白糖各适量，隔水蒸熟，每日吃1次。

小儿缺钙 每天取香菇3朵，与排骨肉共炖。

头昏头痛 香菇50克，酒100克。将香菇和酒同煮，每日2次。

CAO GU

草菇

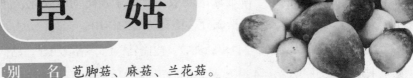

别　名 苞脚菇、麻菇、兰花菇。

性味归经 味甘、微咸，性凉；入肺、胃经。

养生功效 草菇能促进人体新陈代谢，提高机体免疫力。草菇具有解毒的作用，可与铅、砷、苯等进入人体的毒素结合，促进其排出。草菇中还含有人体必需的8种氨基酸和1种异种蛋白物质和粗蛋白，可消灭人体癌细胞，对消化道肿瘤也有辅助治疗作用。草菇还能消食祛热，补脾益气，清暑热，滋阴壮阳，增加乳汁，防止坏血病，促进创伤愈合，护肝健胃。

选购窍门 以外观端正、个头整齐、身干、无断裂发霉、无黏液、菇体肥厚、菇伞未展开者为佳。

食用宜忌

草菇＋猪肉　✓　补脾益气，防癌。

草菇＋冷水 ✕   会大大降低草菇的鲜香味。

养生食谱

番茄草菇

原料 番茄 10 个，油菜叶 10 片，草菇 450 克，料酒、酱油、白糖、素鲜汤、味精、水淀粉、香油、食用油各适量。

做法 将油菜叶洗净，焯水捞出，抹上香油，摆在盘中；番茄去皮，切去根部，挖出内瓤，开口朝上码在油菜叶上。草菇洗净，下四成热的油锅中略炒，加料酒、酱油、白糖、素鲜汤、味精，继续煸炒一会儿，用水淀粉勾芡装入番茄内即可。

功效 滋阴壮阳，护肝健胃。

食疗验方

痰热、热毒内盛 水发草菇 100 克，冬笋片 250 克。炒食。

肝病 草菇 30 克，胡萝卜 100 克，鸡肝 50 克。同入油锅炒熟食用。

消化道肿瘤 鲜草菇、鲜猴头菇各 60 克。食油煎热，加精盐少许，下草菇、猴头菇，炒后加水煮熟食用。

YIN ER

银 耳

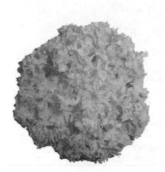

别 名 雪耳、银耳子、白木耳。

性味归经 味甘，性平；入肺、胃、肾经。

养生功效 银耳滋润而不腻滞，具有补脾开胃、益气清肠、安眠健胃、补脑、养阴清热、润燥之功。银耳中的有效成分酸性异多糖类物质，能增强人体的免疫力，调动淋巴细胞，加强白细胞的吞噬能力，兴奋骨髓造血功能。

银耳富含天然植物性胶质，加上它的滋阴作用，长期服用可以润肤，并有祛除脸部黄褐斑、雀斑的功效。银耳中还含有丰富的维生素D，能够防止人体钙的流失，有助于人体的生长发育。

选购窍门 优质的银耳色泽黄白，鲜洁发亮，瓣大形似梅花，气味清香，带韧性，胀性好，无斑点杂色，无碎渣。

食用宜忌

银耳＋鹌鹑蛋　√　强身健体，降压降脂，补脑。

银耳＋菠菜　√　滋阴润燥，补气利水。

银耳＋四环素、红霉素　✕　会降低药物的疗效。

银耳＋开水　✕　开水泡发会影响银耳涨发的数量，也会降低银耳的口感，使其变得黏软。

养生食谱

银耳养颜汤

原料 银耳、枸杞子各15克，鸡肝100克，茉莉花24朵，清汤、料酒、姜汁、精盐各适量。

做法 将鸡肝洗净，切成薄片，放入碗内，加料酒、姜汁、精盐拌匀待用；银耳洗净，撕成小片，用清水浸泡待用；茉莉花择去花蒂，洗净，放入盘中；枸杞子洗净待用。将锅置火上，加入清汤、料酒、姜汁、精盐和味精，随即下入银耳、鸡肝、枸杞子烧沸，撇去浮沫，待鸡肝刚熟，装入碗内，将茉莉花撒入碗内即成。

功效 补肝益肾，明目养颜。适用于阴虚所致的视物模糊、两眼昏花、面色发黄等。

食疗验方

高血压、动脉硬化 银耳6克，生首乌15克，黑芝麻25克。银耳、生首乌加适量水煎煮，去渣取汁，黑芝麻炒后研末，冲服。

多汗症 银耳250克，冰糖30克。水煎，喝汤吃银耳。

便秘 干银耳、元参、冰糖各10克，水煎，喝汤吃银耳。

● HEI MU ER

黑木耳

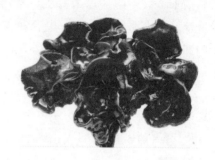

别　名 木耳、木菌、光木耳。

性味归经 味甘，性平；入肺、脾、大肠、肝经。

养生功效 黑木耳能延长凝血活酶时间，提高血浆抗凝血酶Ⅲ的活性，具有明显的抗凝血作用。经常食用黑木耳可以降低人体血液的凝块，有防治心脑血管疾病的作用。木耳所含的发酵素和植物碱等物质可促进消化道与泌尿道各种腺体的分泌，并协同这些分泌物润滑组织器官，使结石排出。黑木耳还有养血驻颜的功效，能令人肌肤红润，容光焕发，并可防治缺铁性贫血。

选购窍门 鲜品以色乌黑而有光泽，朵背略灰白色、朵大适度、耳瓣舒展、体质轻者为佳。干品以整耳收缩均匀，干薄完整，乌黑光润、体轻干燥、无杂质、胀性好、有清香味者为佳。

食用宜忌

黑木耳＋豆角	√	可防治高血压、高血脂、糖尿病。
黑木耳＋银耳	√	补肾，润肺，生津。
黑木耳＋野鸡	✗	易诱发痔疮出血。
黑木耳＋田螺	✗	不利于消化。

养生食谱

凉拌木耳

原料 干木耳30克，油、精盐、花椒、大蒜、辣椒、香菜、生抽、香醋、鸡精各适量。

做法 木耳提前泡发洗净，撕成小朵；大蒜去皮，剁成蒜泥；香菜和辣椒切成小段。锅中倒入清水大火加热至沸腾，放入木耳焯 3 分钟，捞出过冷水后沥干。取一碗，加入蒜泥、辣椒、生抽、香醋、精盐、鸡精调拌均匀，制成汁。锅中加入油烧热，爆香花椒。将花椒油趁热倒入调好的汁中。搅拌均匀即成料汁。沥干水分的木耳中加入香菜段，再倒入料汁调拌均匀即可。

功效 养血驻颜，增强人体抵抗力。

食疗验方

糖尿病 黑木耳 15 克，山药 75 克，黄芪、白扁豆各 25 克。水煎服。

高血压 黑木耳 10 克，柿饼 75 克，冰糖少许。三者一同加水炖烂。

贫血 黑木耳 25 克，鸡肝 150 克，大枣 5 枚。三者一同煮熟食用，每日 1 次。

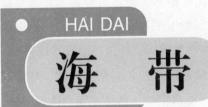

HAI DAI
海 带

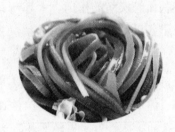

别 名 昆布、江白菜、海草。

性味归经 味咸，性寒；入胃、肾、肝经。

养生功效 海带中含有丰富的碘和铁，经常食用，能抑制甲状腺功能亢进的新陈代谢，治疗甲状腺肿大，并可防治缺铁性贫血。海带胶质能促使人体内的放射性物质随大便一同排出体外，减少放射性物质在人体内的积聚，从而降低放射性疾病的发病率。此外，海带中的海带氨酸及钾盐有降压作用，藻胶酸和海带氨酸能降低血清胆固醇。

选购窍门 优质的海带叶宽厚，色浓绿或紫中微黄，无枯黄叶，表面有白色粉末，整洁干净，无泥沙杂质，无霉变，手感清爽不粘腻。

食用宜忌

海带＋排骨 ✓ 润泽肌肤。

海带＋豆腐 ✓ 可提高人体对钙的吸收率。

海带 + 山楂 ✖ 易引起肠胃不适。

海带 + 柿子 ✖ 柿子中的鞣酸会与海带中的钙结合生成沉淀。

养生食谱

糖醋海带

原料 水发海带 500 克，白糖 150 克，花生油、醋、料酒、精盐、酱油、葱、姜末各适量。

做法 将海带洗净，一片片叠好，卷成卷。炒锅置火上，放入花生油烧热，投入葱、姜末，炸出香味后，放入酱油、料酒、精盐、白糖和适量水，下海带卷煮 20 分钟，转微火。炖至汤浓，放醋即可。切丝食用。

功效 降压除脂，软坚化痰。

食疗验方

慢性气管炎 海带根 500 克，生姜 75 克，红糖适量，用适量清水煎煮至 500 毫升的汤汁，每次饮用 20 毫升，每日 3 次。

皮肤瘙痒 海带、绿豆、白糖各适量。将海带洗净切碎，与绿豆、白糖一起煮汤服食。每日 1 剂，共用 6 ~ 10 剂。

急性肾炎 海带、玉米须各 40 克，草决明 20 克。加适量水煎煮，取汤分 2 次服。

ZI CAI

紫 菜

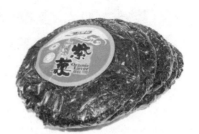

别 名 海苔、紫英、膜菜。

性味归经 味甘，性凉；入肺经。

养生功效 紫菜富含人体造血必须的铁和维生素 B_{12}，对缺铁性贫血、骨质疏松症有一定效果。紫菜中钙的含量也很丰富，儿童和老人常食紫菜，有利于骨骼、牙齿的生长和保健，对增强记忆也有帮助。紫菜所含的多糖可明显增强细胞免疫和体液免疫功能，促进淋巴细胞转化，提高机体的免疫力，并能显著降低人体血清胆固醇的含量。

选购窍门 优质的紫菜色紫褐色或紫红，略有光泽，表面光滑滋润，大小均匀，片薄伸张，气味清香，入口鲜而不咸。

食用宜忌

紫菜＋鸡蛋　✔　为人体提供维生素和钙质。

紫菜＋白萝卜　✔　清肺热，止咳。

紫菜＋柿子　✘　会影响钙质的吸收。

养生食谱

紫菜豆芽汤

原料 黄豆芽 150 克，紫菜 10 克，蒜末、精盐、香油、鸡精各适量。

做法 紫菜用清水泡发，洗净，撕成小块；黄豆芽去豆皮，洗净。锅内放适量清水，下黄豆芽大火煮沸，转小火焖煮 15 分钟，下紫菜、蒜末、精盐、鸡精、香油搅拌均匀即可。

功效 有效降低血脂浓度，防治动脉硬化。

食疗验方

肺热痰多 紫菜 30 克，萝卜 1 个，煮汤服。

缺碘性甲状腺肿大 紫菜与鹅掌菜、夏枯草、黄芩各适量，水煎服。

高血压 紫菜、决明子各 15 克，水煎服，每日 3 次。

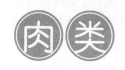

肉类

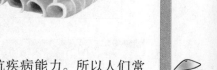

YANG ROU

羊 肉

别 名 羖肉、簏肉、羯肉。

性味归经 性温，味甘；入脾、肾经。

养生功效 多吃羊肉可以提高身体素质，提高抗疾病能力。所以人们常说："要想长寿，常吃羊肉。"羊肉可益气补虚，促进人体血液循环，增强御寒能力，还有补肾壮阳的作用。羊肉还可增加消化酶，保护胃壁，帮助消化。羊肉中还含有一种抗癌物质，对治疗癌症有一定辅助效果。

选购窍门 新鲜羊肉鲜红均匀，有光泽，肉细，有弹性，外表略干，不粘手，气味新鲜。老羊肉的颜色深红、较暗，肉质较粗，纹理深。

食用宜忌

羊肉＋豆腐　√　清热泻火，除烦，止渴。

羊肉＋海参　√　强身健体，补充精力。

羊肉＋红豆　✕　二者相克，同食会引起中毒。

羊肉＋南瓜、西瓜、鲇鱼　✕　易使人气滞壅满而发病。

养生食谱

山药枸杞羊肉汤

原料 羊肉500克，山药150克，枸杞子15克，姜片、葱段、胡椒、料酒、精盐各适量。

做法 羊肉洗净切块，汆烫去浮沫；山药去皮，洗净切块；枸杞子洗净。将羊肉、枸杞子、姜片、葱段、胡椒、料酒一起放入锅中，加适量清水大火烧开，放入山药，小火煨至羊肉熟烂，加精盐调味即可。

功效 补肾壮阳，益气补虚，促进血液循环，增强御寒能力。

食疗验方

寒劳虚羸及产后心腹疝痛 用肥羊肉一斤，水 2000 毫升，煮汁 1000 毫升，入当归 250 克，黄芪 400 克，生姜 300 克，煮取 800 毫升，分 4 次服。

骨蒸久冷 用羊肉、山药各一斤，各煮烂，研如泥，下米煮粥吃。

阳痿遗精、月经不调 羊肉 150 克，粳米、姜片各适量，煮粥食用。

ZHU ROU

猪 肉

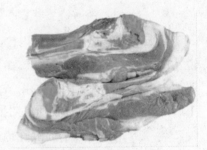

别　名 豚肉、彘肉、豕肉。

性味归经 味甘、咸，性平；入脾、肾经。

养生功效 猪肉含有丰富的营养，可为人体提供优质蛋白质和必须的脂肪酸。猪肉中维生素 B_1 的含量十分丰富，且含有血红素铁及能促进铁吸收的半胱氨酸，可有效改善缺铁性贫血。猪皮中含有能有效改善机体生理功能和皮肤组织细胞的储水功能的成分，使细胞得到滋润，保持湿润状态，防止皮肤过早褶皱，延缓皮肤的衰老过程。

选购窍门 优质的猪肉，颜色呈淡红或者鲜红，脂肪层厚度适宜，白而硬，且有光泽，表面微干或稍湿，但不黏手，弹性好，指压凹陷立即复原，具有猪肉固有的鲜、香气味，肉的外面往往有一层稍带干燥的膜。

食用宜忌

猪肉 + 大蒜	✓	促进血液循环，消除疲劳，增强体质。

猪肉＋菜豆　　✓　　提高人体对猪肉中维生素 B_{12} 的吸收率。

猪肉＋茶　　✗　　会造成便秘。

猪肉＋驴肉　　✗　　不利于消化吸收，易引起腹泻。

养生食谱

栗子炖猪肉

原料 猪瘦肉 500 克，栗子 300 克，葱、姜、植物油、料酒、砂糖、酱油各适量。

做法 将猪肉切成小方块，栗子剥皮。锅中放油与砂糖炒成橙红色，倒入酱油，放入猪肉、栗子、葱、姜、料酒同煮至肉软即成。

功效 润肺化痰，补肾健脾。

食疗验方

呃逆 猪瘦肉 100 克，柿蒂 30 克。加适量水煮汤，调味服食。每日 1 剂，连服 3 ~ 4 日。

痔疮 猪瘦肉 60 克，槐花 30 克。水煎服。

便秘 罗汉果、猪瘦肉各适量。加水煎汤。

TU ROU

兔 肉

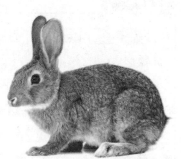

别　名 家兔肉、野兔肉、菜兔肉。

性味归经 味辛、甘，无毒，性凉；入脾经。

养生功效 兔肉中含有大脑和其他器官发育不可缺少的卵磷脂及多种维生素和氨基酸，有健脑益智，促进儿童健康成长，帮助老人延年益寿的保健功效。兔肉的胆固醇含量较少，可防止动脉硬化的形成。另外，兔肉所含的蛋白质多，营养价值高，有助于增强机体营养，且脂肪含量少，不用担心发胖，是肥胖者理想的肉食。

选购窍门 新鲜的兔肉色泽鲜亮，肉质均匀，脂肪呈黄色或洁白色，闻起来没有异味，用手指按，凹陷处能很快恢复原状。

食用宜忌

兔肉 + 黑芝麻　✓　滋阴润燥，补中益气。

兔肉 + 香菇　✓　降低血脂，保护心脑血管。

兔肉 + 芥末　✗　二者性味相反，同食后易引起腹痛。

兔肉 + 姜、小白菜　✗　会导致腹泻。

养生食谱

红枣炖兔肉

原料 红枣 9 枚，兔肉 300 克，姜、精盐、葱、绍酒、味精各适量。

做法 红枣洗净；葱、姜切丝；兔肉洗净切块，入沸水中焯烫后捞出，放入砂锅内。加入红枣、葱丝、姜丝、精盐、绍酒，大火炖煮 1 小时至肉熟烂，调入味精即可。

功效 保护血管，强身健体。

食疗验方

消渴羸瘦 用兔 1 只，去皮、爪、五脏，以水 800 毫升煎稠，去渣澄冷，渴即饮之。

气血不足，营养不良 兔肉 200 克，切块，党参、山药、大枣各 30 克，枸杞子 15 克。加水共煮至肉熟透。饮汤食肉。

消渴羸瘦，小便不禁 兔肉 500 克，切块，山药、天花粉各 60 克。加水煎煮，至兔肉烂熟，取浓汁服，口渴即饮。

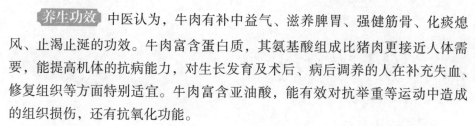

NIU ROU

牛 肉

别　名　黄牛肉、菜牛肉、牦牛肉。

性味归经　味甘、苦，性凉；入脾、胃经。

养生功效　中医认为，牛肉有补中益气、滋养脾胃、强健筋骨、化痰熄风、止渴止涎的功效。牛肉富含蛋白质，其氨基酸组成比猪肉更接近人体需要，能提高机体的抗病能力，对生长发育及术后、病后调养的人在补充失血、修复组织等方面特别适宜。牛肉富含亚油酸，能有效对抗举重等运动中造成的组织损伤，还有抗氧化功能。

选购窍门　优质的牛肉肉色浅红，颜色均匀，富有光泽，脂肪结白或淡黄色，外表微干，或有风干膜，不黏手，弹性好，具有自然的鲜肉味儿，无异味、臭味。

食用宜忌

牛肉 + 生姜	✓	解表散寒。
牛肉 + 洋葱	✓	消除疲劳，健体提神。
牛肉 + 红糖	✗	会引起腹胀。
牛肉 + 栗子	✗	会导致呕吐。

养生食谱

果香牛肉汤

原料　牛腩、西瓜皮各 100 克，苹果 50 克，精盐适量。

做法　牛腩洗净，切块，用开水汆烫，捞出洗净；苹果去皮、去核，切块；西瓜皮削去外层硬皮，切块。锅置火上，加入清水，放入牛腩，大火煮开后转小火煮 1.5 小时，加苹果、西瓜皮继续用小火煮 15 分钟，加精盐调味即成。

功效 补脾胃，益气血，生津润燥，解暑利水。

食疗验方

身体虚弱 牛肉 300 克，砂仁、陈皮、桂皮各 3 克，生姜 15 克。共炖熟，加精盐调味服用。

LV ROU

驴 肉

别 名 漠骊肉、毛驴肉。

性味归经 味甘，性凉；入肾经。

养生功效 中医认为驴肉有补血益气、滋肾养肝、熄风安神和止血之功效。主治积年劳损、久病之后的气血亏虚、短气乏力、倦怠羸瘦、食欲不振、心悸眼差、阴血不足、目眩肢挛、不寐多梦、功能性子宫出血和出血性紫癜等症。驴肉中含有动物胶、骨胶原和钙、硫等成分，能为体弱、病后调养的人提供良好的营养补充。

选购窍门 新鲜的驴肉，呈红褐色，脂肪颜色淡黄而具有光泽，肌肉组织结实而富有弹性，肌肉纤维较细，闻起来滋味浓香。

食用宜忌

驴肉＋枸杞子　✔　疏肝理气，养心安神。

驴肉＋芋头　✔　气血双补。

驴肉＋猪肉　✘　易引起腹泻。

驴肉＋金针菇　✘　同食会引起心痛症状。

养生食谱

五香驴肉

原料 驴肉 350 克，陈皮、草果、桂皮、大料各 2 克，香叶、丁香各 1 克，酱油 1 大匙，精盐 2 小匙，冰糖适量，味精 1/2 小匙。

做法 驴肉洗净备用；香料洗净沥水。往汤锅里加水、精盐、味精、酱油、冰糖，煮开后即成酱汤，再加入陈皮、草果等香料煮 30 分钟左右。把驴肉投入酱汤中煮熟后捞出。

功效 补虚，补气。

食疗验方

心神不宁 驴肉炖汤饮。

肾虚体弱 驴鞭 1 个，加水煮烂，分 2 次服用。

身倦乏力、心悸心烦 将驴肉 250 克洗净，切块水煮，加大枣 10 枚，淮山药 50 克，熟后食用。

● **WU JI ROU**

乌鸡肉

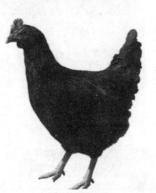

别 名 乌骨鸡、药鸡、绒毛鸡。

性味归经 味甘，性温；入肝、肾经。

养生功效 中医认为，乌鸡具有滋阴清热、补肝益肾、健脾止泻等作用。食用乌鸡，可提高生理功能，延缓衰老，强筋健骨，对防治骨质疏松、佝偻病、妇女缺铁性贫血症等有明显功效。现代医学研究认为，乌鸡含有人体不可缺少的赖氨酸、蛋氨酸和组氨酸，能调节人体免疫功能和抗衰老。

选购窍门 全身皮肤均为黑色。全身肌肉、内脏及腹内脂肪均呈黑色，但胸肌和腿部肌肉颜色较浅。骨膜漆黑发亮，骨质暗乌。

食用宜忌

乌鸡＋鸽肉　✔　滋阴补阳。

乌鸡＋苋菜　✘　乌鸡中的矿物质锌会加速苋菜中维生素 C 的氧化，导致营养流失。

养生食谱

红豆乌鸡汤

原料　红豆 200 克，黄精 50 克，陈皮 1 角，乌骨鸡 1 只。

做法　将所有材料洗净，一齐放入已经煲滚了的水中，继续用中火煲 3 小时左右，以少许精盐调味，即可佐膳食用。

功效　补血养颜，强壮身体。

食疗验方

月经不调　乌鸡 1 只，北芪 30 克，放入砂锅中隔水炖熟。

赤白带下及遗精白浊，下元虚惫　白果、莲肉、江米各 25 克，胡椒 5 克，研为末。乌骨鸡 1 只，如常洗净，装入鸡腹煮熟。空心食之。

脾虚滑泄　乌骨母鸡 1 只，洗净。用豆蔻 50 克，草果 2 枚，烧存性，掺入鸡腹内，扎定煮熟。空腹食之。

JI ROU

鸡　肉

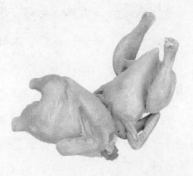

别名　家鸡肉、母鸡肉、公鸡肉。

性味归经　味甘，性温；入脾、胃经。

养生功效 中医认为，鸡肉有温中益气、补虚填精、益五脏、健脾胃、活血脉及强筋骨之功效，对去除心腹恶气也有一定的作用。鸡肉中含有较多的油酸和亚麻酸，能够降低对人体健康不利的低密度蛋白胆固醇。鸡胸脯肉中含有较多的 B 族维生素，具有恢复疲劳、保护皮肤的作用。鸡大腿肉中含有较多的铁，可改善缺铁性贫血。

选购窍门 肉质紧密排列，颜色呈干净的粉红色且有光泽，皮呈米色，毛囊突出。

食用宜忌

鸡肉 + 人参 √ 填精补髓，活血调经。

鸡肉 + 枸杞 √ 补五脏，益气血。

鸡肉 + 芹菜 × 易伤人体元气。

鸡肉 + 大蒜 × 二者功效相左，易引起消化不良。

养生食谱

鸡肉粥

原料 粳米 80 克，鸡胸肉 30 克。

做法 粳米洗净；鸡胸肉煮熟后撕成细丝。将粳米放入锅内，加适量清水，小火煮粥。煮至大米完全熟烂，放入鸡肉丝再煮 3 分钟即可。

功效 补脾益阴，养血强体。

食疗验方

气血虚弱 鸡肉 500 克，枸杞子 30 克，黄芪 50 克，加适量油、精盐、水，隔水蒸熟后食用。

心血管病 鸡 1 只，冬菇 20 克（水发），加入姜汁、精盐等，隔水蒸熟食用。

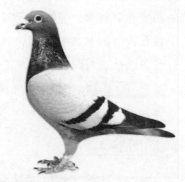

GE ROU

鸽 肉

别 名 飞奴、官鸭、白凤。

性味归经 味甘、咸，性平；入肝、肾经。

养生功效 鸽肉中含有丰富的软骨素，常食可以改善皮肤细胞活力，增强皮肤弹性，改善血液循环，使面色红润。鸽肉中还含有丰富的泛酸，对脱发、白发和未老先衰等有很好的疗效。鸽肉中含有较多的支链氨基酸和精氨酸，可促进体内蛋白质的合成，加快创伤愈合。鸽子的肝脏贮有最佳的胆素，可帮助人体很好地利用胆固醇，防止动脉硬化。

选购窍门 选购时以无鸽痘，皮肤无红色充血痕迹，肌肉有弹性，经指压后凹陷部位立即恢复原位，表皮和肌肉切面有光泽，具有鸽肉固有色泽，无异味者为佳。

食用宜忌

鸽肉＋竹笋	✔	促进营养吸收。
鸽肉＋粳米	✔	滋补精血，益气利便。
鸽肉＋猪肉	✘	同食容易使人滞气。

养生食谱

川贝生梨炖鸽子

原料 川贝母10克，生梨2个，鸽子1只，精盐、酒、姜各适量。

做法 川贝母洗净；生梨去皮、核，切块；鸽子去毛、内脏，洗净。上味加精盐、酒、姜等调料后一起隔水炖煮，熟后食用。

功效 养肺补元，润肺化痰。

食疗验方

急性乳腺炎 北芪、枸杞子各 30 克，乳鸽 1 只，加水炖煮，2 ~ 3 天炖食 1 次，连服 4 ~ 5 次。

肾虚或老人体虚 鸽 1 只（去毛和内脏），枸杞子 25 克，黄精 30 克，盐适量，隔水蒸熟食用。

糖尿病 白鸽半只，银耳 15 克，煮熟食用。

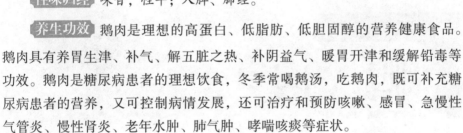

E ROU

鹅　肉

别　　名 舒雁肉、家雁肉、农雁肉。

性味归经 味甘，性平；入脾、肺经。

养生功效 鹅肉是理想的高蛋白、低脂肪、低胆固醇的营养健康食品。鹅肉具有养胃生津、补气、解五脏之热、补阴益气、暖胃开津和缓解铅毒等功效。鹅肉是糖尿病患者的理想饮食，冬季常喝鹅汤，吃鹅肉，既可补充糖尿病患者的营养，又可控制病情发展，还可治疗和预防咳嗽、感冒、急慢性气管炎、慢性肾炎、老年水肿、肺气肿、哮喘咳痰等症状。

选购窍门 以切面有光泽，肉质有弹性，外表无黏液，翼下肉厚，胃部肉多而柔软者为佳。

食用宜忌

鹅肉＋山药　✓　益气养阴，清热生津。

鹅肉＋山楂　✓　健脾开胃，理气消食。

鹅肉＋鸭梨　✗　相克，同食有毒。

鹅肉＋香榧　✗　香榧富含脂肪、醇类、醛类，与鹅肉同食容易导致滑泄。

养生食谱

竹荪鹅肉汤

原料 鹅肉300克，水发竹荪200克，水发香菇50克，料酒、精盐、味精、酱油、高汤、植物油、葱花、姜片、桂皮各适量。

做法 水发竹荪切去两头，洗净，切段；水发香菇洗净，切块；鹅肉洗净，切块。锅置火上，放植物油烧热，加入葱花、姜片煸香，加鹅肉块煸炒至变色，加入竹荪段、香菇块煸炒片刻，放入料酒、酱油、桂皮、精盐、味精、高汤烧沸，转小火焖炖至鹅肉熟且入味即可。

功效 益气补虚。

食疗验方

食欲不振 鹅肉200克，料酒、精盐、大料各适量。同煮汤食用。

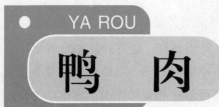

YA ROU

鸭　肉

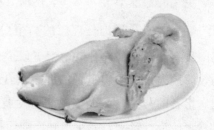

别　名 家凫肉、鹜肉。

性味归经 味甘、咸，性寒；入肺、肾经。

养生功效 鸭肉的营养价值比较高，蛋白质含量高，脂肪含量适中，较均匀地分布于全身组织中，且主要是不饱和脂肪酸和低碳饱和脂肪酸，熔点低，非常易于消化吸收。鸭肉中所含的B族维生素对人体新陈代谢、肾经、心脏、消化和视觉的维护都有良好的作用，还能抵抗多种炎症。所含维生素E可清理血液、保护血管健康、抗衰老的作用。鸭肉中含有较为丰富的烟酸，而烟酸是构成人体内两种重要辅酶的成分之一。

选购窍门 以体表光滑，表皮无破损，胸骨均匀，皮质结实富有弹性，呈乳白色，切开后切面呈玫瑰色者为佳。

食用宜忌

鸭肉＋生姜　✓　暖身养胃，降火，促进血液循环。

鸭肉＋海带　✓　软化血管，降低血压。

鸭肉＋柠檬　✗　柠檬中的柠檬酸易与鸭肉中的蛋白质结合，使蛋白质凝固，而不利于人体吸收。

鸭肉＋黑木耳　✗　易引起身体不适。

养生食谱

桂花盐水鸭

原料 整鸭 1500 克，精盐、桂花酱、黄酒各 10 克，八角 30 克，花椒、姜各 5 克，葱 20 克。

做法 鸭洗净沥干水分后，用叉子在鸭身上叉洞，有利于调味汁渗入到鸭中。锅热后，放入花椒粒用小火炒 30 秒，再放入精盐、八角、葱、姜、黄酒和 30 杯水，煮 40 分钟做成白卤汁。将处理过的鸭放进白卤汁中煮 5 分钟，再放入桂花酱，熄火浸泡 24 小时（鸭身必须完全浸泡在卤汁中），取出切块即可食用。

功效 补血行水，养胃生津。

食疗验方

肾源性心脏病 芡实 20 克，老鸭 1 只，煮熟食用。

大腹水病 青头雄鸭 1 只，以水 5000 毫升，煮取 100 毫升，饮尽，厚盖之，取汗佳。

病后虚肿 老鸭 1 只，川厚朴 5 克。老鸭去毛及内脏，与川厚朴炖熟食。

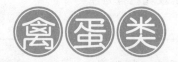

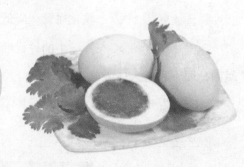

YA DAN

鸭 蛋

别　　名 鸭子、鸭卵、鸭春。

性味归经 味甘，性凉；入心、肺、脾经。

养生功效 中医认为，鸭蛋有大补虚劳滋阴养血、润肺美肤的功效，尤其适合产后体虚、咽干喉痛、燥热咳嗽、高血压病、泄泻痢疾等患者食用。鸭蛋中的矿物质总量高于鸡蛋，可有效预防贫血，促进骨骼发育。鸭蛋中蛋氨酸和苏氨酸的含量在所有蛋类中是最高的。鸭蛋还含有较多的维生素 B_2，是补充 B 族维生素的理想食品之一。

选购窍门 选购时，握住鸭蛋左右摇晃，不发出声音的就是好的鸭蛋。

食用宜忌

鸭蛋＋南瓜　✔　益智健脑，补充营养。

鸭蛋＋冬瓜　✔　清热去火，利水消肿，去脂减肥。

鸭蛋＋甲鱼　✘　二者皆为寒性，同食易引起肠胃不适。

鸭蛋＋梨子　✘　同食会导致身体不适。

养生食谱

咸鸭蛋蒸肉

原料 生咸鸭蛋 1 个，肉馅 300 克，小葱半根，香菇、木耳、绍酒、胡椒粉、糖各适量。

做 法 先将香菇和木耳泡发，切碎；小葱切碎，与肉馅搅拌均匀。打开咸鸭蛋，将蛋清打入肉馅里，蛋黄搁置。在肉馅里倒入适量的绍酒以及佐料（如胡椒粉、糖），一起搅拌均匀。将蛋黄置于肉馅上，直接入锅蒸，20分钟左右即可食用。

功 效 镇静安神，益气固脱，补血健脑。

食疗验方

水肿 鸭蛋1个，粳米适量，同煮粥，用精盐调味食用。

肺炎 鸭蛋1个，蜂蜜适量。锅中加清水烧沸，打入鸭蛋，再调入蜂蜜烧片刻即成，吃蛋饮汤，早、晚空腹服用。

慢性咽炎 鸭蛋1~2个，青葱（连白）数根。将鸭蛋与葱加水适量同煮，加糖适量调和。

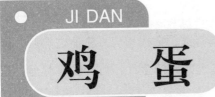

JI DAN

鸡 蛋

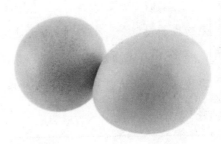

别　名 鸡卵、鸡子。

性味归经 味甘，性平；入肺、脾、胃经。

养生功效 鸡蛋几乎含有人体所需的全部营养物质。鸡蛋含有丰富的卵磷脂，它在脑内转化为乙酰胆碱，能增强记忆、思维和分析能力，延缓脑功能衰退；还含廿二碳六烯酸（DHA），有益于神经的发育，起到健脑益智、改善记忆力的作用。鸡蛋中所含的卵磷脂是一种强有力的乳化剂，能使脂肪和胆固醇颗粒变小，使血液中的胆固醇减少，有利于血脂代谢。鸡蛋中的部分蛋白质还可以促进肝细胞再生，对肝脏组织损伤有修复作用；用鸡蛋来防治动脉硬化，也有很好的效果。

选购窍门 形状匀称，蛋壳光滑，没有瑕疵和裂缝，蛋壳上有白霜，没有血斑的是新鲜的鸡蛋。

食用宜忌

鸡蛋＋韭菜 ✔ 补气，益肾，止痛，对阳痿、尿频、肾虚、痔疮及胃痛都有一定的疗效。

鸡蛋＋丝瓜 ✔ 清热通乳，补血解毒。

鸡蛋＋糖精 ✘ 同食会中毒。

鸡蛋＋茶叶 ✘ 茶叶中的单宁酸会破坏鸡蛋中的蛋白质，并对胃产生刺激作用。

养生食谱

苦瓜煎蛋

原料 鸡蛋4个，苦瓜250克，食用油1大匙，蒜茸1小匙，精盐、胡椒粉各适量。

做法 先将鸡蛋和精盐、胡椒粉一起打散，搅拌均匀。将油烧热后，爆香蒜茸，然后将苦瓜炒至松软。倒入事先搅拌好的蛋汁，与苦瓜一起煎，至金黄即可。

功效 降糖降脂，软化血管。

食疗验方

慢性气管炎 鸡蛋2个，白糖适量，调匀后用开水冲服。

● AN CHUN DAN

鹌鹑蛋

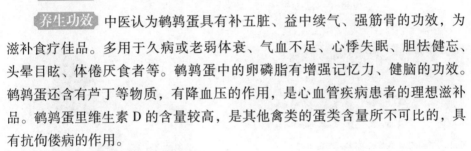

别　名 鹑鸟蛋。

性味归经 味甘，性平；入脾、肺经。

养生功效 中医认为鹌鹑蛋具有补五脏、益中续气、强筋骨的功效，为滋补食疗佳品。多用于久病或老弱体衰、气血不足、心悸失眠、胆怯健忘、头晕目眩、体倦厌食者等。鹌鹑蛋中的卵磷脂有增强记忆力、健脑的功效。鹌鹑蛋还含有芦丁等物质，有降血压的作用，是心血管疾病患者的理想滋补品。鹌鹑蛋里维生素 D 的含量较高，是其他禽类的蛋类含量所不可比的，具有抗佝偻病的作用。

选购窍门 优质的鹌鹑蛋比鸽蛋还小，大小适中且较均匀。外壳为灰白色，并杂有红褐色和紫褐色的斑纹，色泽鲜艳，壳硬不破。

食用宜忌

鹌鹑蛋＋西米　✔　补气养血，益智健脑，美容养颜。

鹌鹑蛋＋黑木耳　✔　益气强志。

鹌鹑蛋＋香菇　✘　易导致面生黑斑。

鹌鹑蛋＋猪肝　✘　易导致面生黑斑。

养生食谱

银耳鹌鹑蛋

原料 银耳 15 克，鹌鹑蛋 10 个，冰糖少许。

做法 将银耳择洗干净，上笼蒸 1 小时。将鹌鹑蛋用热水煮熟，剥去皮。用小铝锅加清水和冰糖煮沸，糖溶，放入银耳、鹌鹑蛋稍煮片刻，撇去浮沫，盛入碗内即成。

功效 清热解毒，通便止血。适宜口干舌燥、大便秘结、咯血等患者食用，健康人食用亦有防癌保健作用。

食疗验方

神经衰弱 鹌鹑蛋2个，早、晚各食1个。

肺虚久咳 用沸水和适量冰糖，冲鹌鹑蛋花食用。

肺结核或咯血 鹌鹑蛋2个，白及适量（研末）。共搅匀，每晨用沸水冲服，连续服。

● SONG HUA DAN

松花蛋

别　名 皮蛋、变蛋。

性味归经 味辛、涩、甘、咸，性寒；入肺、脾、肾三经。

养生功效 中医认为松花蛋具有健脾益胃、泻热醒酒、益肾明目、滋阴止咳等功效。主治肺热咳逆、食欲不振、目干赤痛、腰痛腿软等症。松花蛋较鸭蛋矿物质含量更多，脂肪和总热量偏低，能够有效地刺激消化器官，增进食欲，促进营养的消化吸收，中和胃酸，清凉，降压，同时还有滋补健身的功效，能养阴止血、润肺、保护血管等。

选购窍门 将松花蛋放在手掌中轻轻地掂一掂，品质好的松花蛋颤动大。用手取松花蛋，放在耳朵旁边摇动，品质好的松花蛋无响声。剥除松花蛋外附的泥料，看其外壳，以蛋壳完整，呈灰白色、无黑斑者为上品。

食用宜忌

松花蛋＋豆腐	✔	美容养颜，清热去火。
松花蛋＋番茄	✔	消暑止泻，改善小便。

松花蛋＋桑葚　❌　会引起胃痛。

松花蛋＋红糖　❌　会引起中毒。

养生食谱

尖椒松花蛋

原料 松花蛋3个，尖椒3根，大蒜2个，熟油、香油、生抽、味精各适量。

做法 松花蛋切成芽，尖椒、大蒜剁碎。松花蛋装盘，中间铺上尖椒、大蒜碎，再倒入熟油、生抽与香油等均匀调制佐料撒在盘中。食用时拌匀即可。

功效 健脾开胃，增进食欲。

食疗验方

虚火牙痛 松花蛋2个，蚝豉（干牡蛎肉）100克，大米适量煲粥，连吃2~3天。

高血压 松花蛋1个，淡菜30克，粳米100克，精盐适量。每天早晨煮粥食用，连食5~7日为1个疗程。

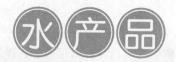

水产品

CAO YU
草 鱼

别 名 白鲩、鲩鱼、厚鱼、混子。

性味归经 味甘，性温；入脾、胃经。

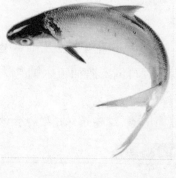

养生功效 草鱼含有丰富的不饱和脂肪酸，有利于血液循环，是心血管患者的食疗佳品。草鱼还具有截疟祛风的功效，可治疟疾日久不愈、体虚头痛。草鱼含有丰富的硒元素，经常食用有养颜抗衰、平肝祛风、解毒清热、明目降压的功效，适用于体虚气弱、食欲不振，对肿瘤也有一定的防治作用。草鱼肉嫩而不腻，有开胃、促进食欲、滋补强身的作用，尤适合于身体瘦弱、食欲不振者食用。

选购窍门 新鲜的草鱼腹部呈灰白色，脊背呈黑褐色，鱼肉摸起来有弹性。

食用宜忌

草鱼＋豆腐　✔　补中调胃，补水消肿。

草鱼＋木耳　✔　养肝益肾，补气除湿。

草鱼＋葡萄　✘　葡萄中的鞣酸会使草鱼中的蛋白质变性，还会降低人体对草鱼中钙的吸收。

草鱼＋驴肉　✘　易引发心脑血管疾病。

养生食谱

香菜鱼片粥

原料 大米、草鱼肉各100克，香菜20克，油、精盐、姜丝、糖、胡椒粉各适量。

做法 锅中加适量清水，烧开后放入大米，再度烧开后继续大火煮10分钟，然后改小火慢慢熬煮。草鱼肉切片，加入适量姜丝、油、精盐、糖、胡椒粉拌匀。至粥快好，放入适量的精盐、胡椒粉调味，然后放入姜丝和草鱼肉片搅匀，小火稍煮几分钟至草鱼片熟时，撒入香菜即可。

功效 增进食欲，助消化。

食疗验方

风湿麻痹 草鱼肉300克切片，豆腐适量切片，炖熟食用。

高血压 草鱼1条，冬瓜适量，炖汤食用。

感冒怕冷 草鱼肉片150克，米酒100毫升，姜片25克，精盐适量。加水100毫升煮沸后加入前3料，以精盐调味，趁热吃，每日2次。

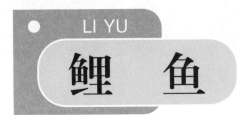
LI YU
鲤鱼

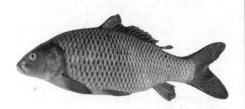

别名 鲤拐子、鲤子。

性味归经 味甘，性平；入脾、肾经。

养生功效 鲤鱼的蛋白质组织结构松软，易被人体吸收，利用率高；高蛋白、低脂肪的特点使其有一定的减肥作用，尤其适于形体虚胖者食用。鲤鱼脂肪含量较低，多为不饱和脂肪酸，能最大限度地降低胆固醇，防治动脉硬化、冠心病。另外，鲤鱼富含优质蛋白质，补充到血液中，可提高血浆胶体渗透压，有利于发挥利尿药的作用，促进水肿的消退。鲤鱼还有通乳的作用，对于产妇乳汁缺少也有帮助。常喝鲤鱼汤可使乳房丰满，适合乳房发育不全的女士饮用。

选购窍门 新鲜的鲤鱼眼球突出，角膜透明，鱼鳃色泽鲜红，鳃丝清晰，鳞片完整有光泽，不易脱落，鱼肉坚实，有弹性。

食用宜忌

鲤鱼 + 赤豆　✓　健脾利水，减肥瘦身。

鲤鱼 + 糯米　✓　滋补身体。

鲤鱼 + 甘草　✗　同食易伤人体元气。

鲤鱼 + 狗肉　✗　可能产生不利于人体的物质。

养生食谱

冬瓜鲤鱼汤

原料 鲤鱼肉 300 克，冬瓜 500 克，绍酒、葱花、姜片、胡椒粉、味精、精盐、色拉油各适量。

做法 将冬瓜洗净、切片；葱洗净，切碎；鲤鱼肉洗净，切块，加绍酒、精盐腌制 15 分钟。油锅烧热，爆香葱花、姜片，然后将鱼煎黄。在锅内加入适量的清水，用小火煮 30 分钟，加入冬瓜片，再改用大火煮 10 分钟，加胡椒粉、味精调味即可。

功效 清热，利水，减肥。

食疗验方

乳汁不通 用鲤鱼 1 尾，烧为末，每服 5 克，酒调下。

产后缺乳 鲤鱼 1 条收拾干净，猪蹄 500 克，共煲汤服食。

慢性中耳炎 将耳内脓汁擦净，然后将鲜鲤鱼胆汁滴入耳中，用棉球填塞耳孔，每日 1 次。

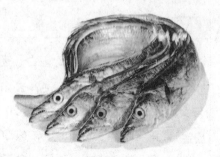

DAI YU

带鱼

别　名 牙带鱼、刀鱼、鞭鱼。

性味归经 味甘，性温；入胃、脾经。

养生功效 带鱼具有强心补肾、舒筋活血、消炎化痰、清脑止泻、消除疲劳、提精养神等功能，适宜于体虚头晕、气短乏力，营养不良、食少瘦弱之人。带鱼的脂肪含量较高，且多为不饱和脂肪酸，这种脂肪酸的碳链较长，具有降低胆固醇的作用。所含的镁对心血管系统有很好的保护作用，有利于预防高血压、心肌梗死等心血管疾病。女性常吃带鱼还可滋润肌肤，保持皮肤的湿润与弹性。

选购窍门 新鲜的带鱼呈银白色，富有光泽，鱼肉肉质细腻，摸起来有弹性，表面薄膜完整无伤痕，眼睛外鼓，发着亮光。

食用宜忌

带鱼 + 黄芪	✓	益气。
带鱼 + 海带	✓	降血压，降胆固醇，调理肠胃。
带鱼 + 南瓜	✗	会导致消化不良，且有腥味。
带鱼 + 牛奶	✗	牛奶会破坏人体对带鱼中镁的吸收。

养生食谱

木瓜炖带鱼

原料 木瓜150克，带鱼250克，酱油、醋、姜、葱各5克，调味品适量。

做法 带鱼剖洗干净，保留表面的银白色物质，切块；木瓜洗净，去皮取肉，切片，备用。将带鱼和木瓜同入锅中加水煮熟，待熟后加入酱油、醋、姜、葱，以调味品调味即可。

功效 通经活络，疏通乳房，促进乳房发育。

食疗验方

便血 去骨带鱼肉 200 克，葱白、西芹、胡萝卜各 50 克，同炒食用。

肝炎 带鱼 1 条（约 250 克），去内脏、鳃后切段，加适量水蒸熟。取上层油与女贞子 20 克混合，隔水再蒸 20 分钟取汁饮服。

闭经 带鱼 400 克，姜 15 克，葱 30 克。带鱼洗净切段，放碗中加姜片、葱段、料酒、胡椒、精盐、味精、食用油适量，上笼蒸 20 分钟食用。

QING YU
青　鱼

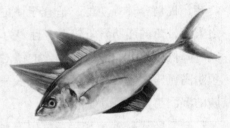

别　名 鲩鱼、草根、乌青、青棒。

性味归经 味甘，性平；入脾、肝经。

养生功效 青鱼肉中富含核酸，是人体细胞所必须的物质，可延缓衰老，辅助疾病的治疗。青鱼中还含有丰富的硒和锌，能够帮助维护人体细胞的正常复制，有强化免疫功能、抗肿瘤、延缓衰老的作用。青鱼体内还含有二十碳五烯酸（EPA）与二十二碳六烯酸（DHA），EPA 具有扩张血管、防止血液凝结等作用；DHA 对大脑细胞特别对脑神经传导和突触的生长发育作用有着极其重要的关系。

选购窍门 新鲜的青鱼鳃盖紧闭，不易打开，鳃片鲜红，鳃丝清晰，鱼眼球饱满突出，角膜透明，体色较黑，外表鲜亮，富有弹性，闻起来无异味。

食用宜忌

青鱼＋银耳　✓　营养丰富，强身健体，又不会使人发胖。

青鱼＋羊肉　✓　滋阴壮阳，暖胃。

青鱼＋李子　✖　会导致消化不良，脾胃虚弱。

养生食谱

党参青鱼汤

原料 青鱼 500 克，党参 30 克，苹果、陈皮、桂皮各 5 克，精盐、葱段、姜片、胡椒粉熟猪油各适量。

做法 先将党参、苹果、陈皮、桂皮分别去杂质洗净，装入纱布袋扎口；然后将青鱼去鳞，去腮，去内脏，洗净，放入锅中，再注入适量清水，加入药袋及熟猪油、姜片、葱段、精盐，煮至鱼肉熟烂，拣去姜、葱、药袋，用胡椒粉调味即成。

功效 补中益气，养血生津。

食疗验方

乳蛾喉痹 将青鱼胆含化咽下。

红眼及视物不明 用青鱼胆频频点眼。

一切视物不清 用青鱼胆、鲤鱼胆、羊胆、牛胆各 25 克，熊胆 7.5 克，石决明 50 克，麝香少许，研为粉末，制成丸如梧桐子大，每次空腹用茶服下 10 丸。

JI YU

鲫鱼

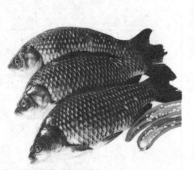

别名 鲋鱼、鲫瓜子、鲫皮子。

性味归经 味甘，性平；入脾、胃、大肠经。

养生功效 鲫鱼所含的优质蛋白质和不饱和脂肪酸，容易被人体消化吸收，经常食用，可补充营养，增强抗病能力，有助于降血压、降血脂，是肝肾疾病、心脑血管疾病患者的良好蛋白质来源。鲫鱼有通乳的效果，产妇食后有增加乳汁分泌的作用。鲫鱼含有较多核酸，常吃可以润肤养颜、抗衰老。鲫鱼子能补肝养目，鲫鱼脑有健脑益智的作用。

选购窍门 新鲜鲫鱼的鳞片、鳍条都比较完整，体表无创伤，体色青灰，体形健壮。鱼眼睛略凸，眼球颜色黑白分明并且有光泽。

食用宜忌

鲫鱼＋豆腐	√	营养丰富，利于营养的吸收。
鲫鱼＋猪爪	√	催乳，适合产后妇女食用。
鲫鱼＋蜂蜜	✕	会引起中毒。
鲫鱼＋猪肉	✕	会产生不易消化的物质，引起消化不良。

养生食谱

鲫鱼苦瓜汤

原料 鲫鱼 500 克，苦瓜 300 克，白糖、醋、精盐、味精各适量。

做法 将鲫鱼剖洗干净，沥干水分；苦瓜洗净，切片备用。砂锅中倒入清水，加入鲫鱼、苦瓜片，用小火煮至沸腾，加入醋、白糖、精盐各适量，再改用小火煮至鱼肉烂熟，加入味精调味即可。

功效 清热解毒，降血糖。

食疗验方

小肠疝气 鲫鱼 1 条，加茴香煮食。

消渴饮水 用鲫鱼 1 尾，去肠留鳞，以茶叶填满，纸包煨熟食之。不过数尾即愈。

反胃吐食 用大鲫鱼 1 尾，去肠留鳞，入绿矾末令满，泥固存性，研末。每次服 5 克，日二次。

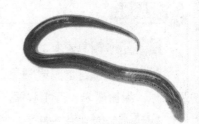

SHAN YU

鳝 鱼

别　　名 黄鳝、长鱼、海蛇。

性味归经 味甘，性温；入肝、脾、肾经。

养生功效 鳝鱼有祛风、通脉络、利筋骨、补中益血、明目、解毒的作用。能治虚损消瘦、湿热身痒、肠风痔漏、下肢溃疡，并对虚损、血气不调、风湿以及面神经麻痹引起的口眼歪斜、疮癣等症有一定疗效。鳝鱼特含能降低和调节血糖的"鳝鱼素"，而且所含脂肪极少，是糖尿病患者的理想食品。鳝鱼中丰富的 DHA 和卵磷脂，是构成人体各器官组织细胞膜的主要成分，而且是脑细胞不可缺少的营养。鳝鱼中维生素 A 的含量远远超过其他食物，对保护视力大有好处，对眼部疾病也有很好的缓解作用。

选购窍门 鲜活的鳝鱼头朝上，呈直立状，全身黏液丰富，颜色呈黄褐色且发亮。

食用宜忌

鳝鱼＋藕　　✔　滋养身体，保持酸碱平衡。

鳝鱼＋青椒　✔　有效降低血糖。

鳝鱼＋菠菜　✘　同食会腹泻。

鳝鱼＋黄瓜　✘　会降低营养价值。

养生食谱

鳝鱼党参汤

原料 鲜鳝鱼1条（去内脏），党参、牛蹄筋各15克，当归9克，调味品适量。

做法 以上诸料炖熟去党参、当归，调味食。

功效 补气血，健筋骨。适用于气血不足、筋骨软弱乏力。

食疗验方

内痔出血 鳝鱼煮食。

久痢虚症，便脓血 黄鳝鱼 1 条，红糖 15 克（炒）。将鳝鱼去肚杂，以新瓦焙枯，和糖研末，开水吞服。

鼻出血 鳝鱼血焙干研末，吹入鼻中。

NI QIU

泥 鳅

别　名 黄鳅、河鳅、鳅鱼、烟鱼。

性味归经 味甘，性平；入脾、肝、肾经。

养生功效 泥鳅中所含的不饱和脂肪酸能帮助人体抵抗血管衰老。泥鳅富含多种蛋白质和微量元素铁，对贫血患者十分有益。泥鳅中含有的尼克酸能够扩张血管，降低血液中胆固醇和甘油三酯的浓度，调整血脂紊乱，减缓冠脉硬化，有效防治心脑血管疾病。其体表的滑涎还有抗菌消炎的作用。泥鳅中特有的氨基酸，具有促进精子形成的作用，男士常食能收到养肾生精、滋补强身、调节性功能的作用。

选购窍门 新鲜的泥鳅鲜活，腹部颜色较浅，体表黏液丰富，无异味。

食用宜忌

泥鳅＋豆腐　✓　清热解毒，润泽肌肤。

泥鳅＋狗血　✗　同食，可引起身体不适。

泥鳅＋螃蟹　✗　二者功效相克，不宜同吃。

养生食谱

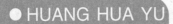

泥鳅汤

原 料 活泥鳅 200 克，等量鲜活虾，精盐适量。

做 法 泥鳅、虾分别去杂洗净，煮汤，加精盐，常食。

功 效 益肾补阳。适用于肾虚阳痿。

食疗验方

丹毒、腮腺炎 活泥鳅 10 条，先养于清水中，待吐净泥沙后加入适量白糖，搅拌 10 分钟左右，取黏液涂抹患处。

阳痿 煮食泥鳅即可。

消渴，饮水无度 泥鳅 10 条（阴干，去头尾，烧灰，碾细为末），干荷叶（碾细为末），二者等分。每次 1 小勺，用水调下，遇渴时服，每日 3 次，到不再消渴时停服。

● HUANG HUA YU

黄花鱼

别　　名 首鱼、黄鱼、石头鱼。

性味归经 味甘，性平；入胃、肾经。

养生功效 黄花鱼不仅能够健脾开胃，还有安神止痢、益气填精的作用，能够有效治疗贫血、失眠、头晕、食欲不振及妇女产后体虚。黄花鱼富含蛋白质、微量元素和维生素，能够有效地为人体补益，特别适合体质虚弱和中老年人作为食疗之用。黄花鱼中微量元素硒的含量丰富，能有效地帮助人体消除由于代谢而产生的自由基，对于延缓衰老和各种癌症的预防和治疗都非常有效。

选购窍门 优质的黄花鱼呈金黄色，有光泽，鳞片完整不易脱落，肉质坚实，富有弹性，眼球饱满突出，角膜透明，鱼鳃色泽鲜红或紫红，腮丝清晰。无异味。

食用宜忌

黄花鱼＋苹果　√　同食有助于营养的全面补充。

黄花鱼＋荆芥　✕　会导致身体不适。

黄花鱼＋荞麦　✕　会引起消化不良。

养生食谱

黄花鱼烧豆腐

原料 大黄花鱼1条，嫩豆腐1盒，葱、姜、水淀粉、料酒、精盐、酱油、白糖各适量。

做法 黄花鱼去鳞、鳃、内脏，冲洗干净，将鱼身内外擦干，以免煎炸时溅油；豆腐切块，焯烫后备用；姜切丝，葱切段。炒锅内放油烧至5成热时，放入黄花鱼煎炸至金黄色，小心地将鱼翻面，将另一面同样炸至金黄色，烹入料酒去腥，调入精盐、酱油、白糖，加清水没过鱼身，放姜丝、葱段，大火烧开后放入豆腐。盖上盖子改小火炖煮约10分钟后，揭开锅盖，淋入水淀粉，大火收汁至浓稠即可。

功效 提高免疫力，延缓衰老。

食疗验方

气血虚弱 黄花鱼肝1副，鹌鹑蛋10个，蒸熟食用。

醉酒 黄花鱼肉200克，陈醋50毫升，胡椒粉10克，菊花2朵，煮汤饮用。

高血压 黄花鱼肉200克，切片，芹菜叶50克，炖煮成羹食用。

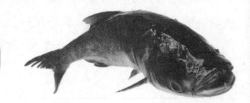

LIAN YU

鲢 鱼

别 名 白鲢、水鲢、跳鲢、鲢子。

性味归经 味甘，性温；入脾、胃经。

养生功效 鲢鱼有温中益气、祛除脾胃寒气、暖胃补气、利水止咳的作用，尤其适合冬天食用。常用于脾胃虚弱、水肿、咳嗽、气喘等病的治疗，还可以治疗胃寒疼痛或由消化不良引起的慢性胃炎。鲢鱼的体内含有可抑制癌细胞扩散的成分，因此长期食用鲢鱼对预防癌症大有帮助。鲢鱼的鱼肉蛋白质、氨基酸含量很丰富，对促进智力发育、降低胆固醇、降低血液黏稠度和预防心脑血管疾病具有明显的作用。

选购窍门 新鲜的鲢鱼体色较淡，无斑纹且呈银灰色，体侧较扁，腹腔较大且狭窄，头大眼小，鳞片细小。

食用宜忌

鲢鱼＋丝瓜　✓　温补气血，生乳通乳。

鲢鱼＋党参　✓　暖胃补气，乌发养颜。

鲢鱼＋甘草　✗　同食会使人中毒。

养生食谱

鲢鱼肉丸汤

原料 鲢鱼肉 300 克，火腿末 5 克，火腿片 10 克，水发香菇 1 枚，料酒、味精、葱末、姜末、葱段、鸡油、熟猪油、精盐各适量。

做法 先将鱼肉洗净剁成肉泥，加水、精盐少量，放入碗中，顺时针方向搅拌至无黏性时，再加水少许拌匀，放置 5 分钟，加入葱末、姜末、火腿末、味精、料酒、熟猪油，拌匀成蓉，用手挤成核桃大小的鱼丸，入锅中汤里烧开。然后将精盐、味精、鸡油放入大汤碗中，加入做鱼丸的原汤，再用漏勺轻轻地将鱼丸盛入汤碗，最后将火腿片放在鱼丸上面呈三角形，香菇用做鱼丸的原汤焯熟，放在火腿片摆成的三角形中间，放上葱段即成。

功效 滋润补虚。适用于年老体弱、久病或病后气血虚衰、脾胃虚寒等病症者。

食疗验方

水肿 鲢鱼1条，赤小豆30克，煮食。

脾胃虚寒，少食纳呆，胃脘有冷感者 鲢鱼1尾（约500克），生姜或干姜6克，加精盐少许，蒸熟食。

HAI ZHE

海 蜇

别　　名 水母、海蛇、红蜇、面蜇、鲊鱼。

性味归经 味甘、咸，性平；入肝经。

养生功效 海蜇富含蛋白质、钙以及多种维生素，尤其含有人们饮食中所缺的碘，是一种高蛋白、低脂肪、低热量的营养食品。海蜇具有清热解毒、化痰软坚、降压消肿等功能，对支气管炎、哮喘、高血压、胃溃疡等症均有疗效。此外，海蜇有促进上皮形成、扩张血管、降低血压、消痰散气、润肠消积等功能，同时还能清肠胃，保障身体健康。

选购窍门 新鲜的海蜇片大平整，呈白色或黄色，有光泽，无红衣、杂色黑斑和泥沙，肉厚有韧性。

食用宜忌

海蜇＋荸荠　　√　　清热生津，滋养胃阴。

海蜇 + 木耳　✓　润肠美肤，降压。

海蜇 + 白糖　✗　两者同放，会缩短海蜇的储藏时间。

养生食谱

海蜇紫菜拌芹菜

原料　海蜇 200 克，紫菜 15 克，芹菜 50 克，精盐、味精、酱油、醋、香油各适量。

做法　海蜇洗净，切丝；紫菜撕碎；芹菜去叶，洗净，切段，氽烫。将海蜇、紫菜、芹菜放入盘中，加入精盐、味精、酱油、醋、香油，拌匀即可。

功效　清热凉血，化瘀散结。

食疗验方

小儿饮食积滞　海蜇 60 克，切碎；荸荠 100 克，去皮。加水一同煮熟，并待水将干为好。除去海蜇，将荸荠分数次服食。

胃气积滞　用沸水烫过的海蜇头片 200 克，萝卜片 100 克，拌匀食用。

阴虚肺燥，痰热咳嗽，咽干痰稠等　海蜇 100 克，切碎，以蜂蜜或冰糖 30 克，拌匀。蒸熟食。

YOU YU

鱿　鱼

别名　句公、柔鱼、枪乌贼。

性味归经　味咸，性凉；入肝、肾经。

养生功效　鱿鱼富含钙、磷、铁、蛋白质以及人体所需的氨基酸等，还含有大量的牛磺酸，可抑制血液中的胆固醇含量，缓解疲劳，恢复视力，改善肝脏功能。鱿鱼能促进胰岛素的分泌，对糖尿病有预防的作用，还能促进肝脏的解毒作用，预防酒精肝引起的肝脏功能损害。鱿鱼中的多肽和硒等微量元素有抗病毒防辐射的作用。

选购窍门 新鲜鱿鱼以体腔呈圆滚状、外层皮膜完整、肉质具弹性光泽、头部和触手完整者为佳。

食用宜忌

鱿鱼 + 猪蹄 ✓ 补气养血。

鱿鱼 + 辣椒 ✓ 均衡营养，更利于消化。

鱿鱼 + 葡萄 ✗ 葡萄中的鞣酸会降低鱿鱼中蛋白质的营养价值，还容易与鱿鱼中的钙、铁结合成一种不易消化的物质，刺激胃肠，引起恶心、呕吐、腹痛等。

鱿鱼 + 茶叶 ✗ 茶叶中的单宁酸会与鱿鱼中的蛋白质结合，影响人体对蛋白质的吸收。

养生食谱

白烩鱿鱼丝

原料 鲜鱿鱼 500 克，鲜香菇、木耳各 25 克，葱、姜、蒜、香油、味精、水淀粉、料酒、精盐、植物油各适量。

做法 鱿鱼清洗干净，切成丝，过沸水焯一下捞出；木耳、香菇洗净切丝。葱、姜、蒜入油锅爆香，放入鱿鱼丝翻炒，再放入木耳、香菇、精盐和料酒，翻炒均匀，加入少许开水和味精。烧开后加水淀粉勾芡，淋香油出锅即可。

功效 抗辐射，明目。

食疗验方

贫血 鱿鱼 1 条，姜丝、辣椒丁、精盐、植物油各适量，炒食。

气血虚弱 鱿鱼 1 条，人参片 3 克，枸杞子 2 克，共煮汤食用。

咳嗽 鱿鱼 1 条，鸡肉 50 克，一同切成蓉，挤成丸子，加甘草、麻黄、杏仁各 2 克，煮汤羹饮服。

JIA YU

甲 鱼

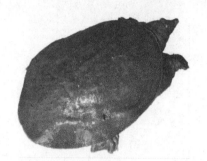

别 名 团鱼、王八、元鱼、鳖。

性味归经 味咸，性寒；入肝经。

养生功效 甲鱼有滋阴补气、除热除疟、消肿去瘀之功，主治热气湿，能补中益气，补虚补阴。甲鱼对肺结核、贫血、体质虚弱等多种病患均有一定的辅助疗效。甲鱼肉及其提取物能有效地预防和抑制肝癌、胃癌、急性淋巴性白血病，并用于防治因放疗、化疗引起的虚弱、贫血、白细胞减少等症。甲鱼亦有较好的净血作用，常食可降低血胆固醇，因而对高血压、冠心病患者有益。

选购窍门 鲜活的甲鱼动作敏捷，头脚灵活，腹部有光泽，肌肉肥厚，裙边厚且向上翘，体外无伤病痕迹，用手将其翻转，能很快翻回来。

食用宜忌

甲鱼 + 木耳 ✓ 补精益血，生发乌须，益寿延年。

甲鱼 + 蜂蜜 ✓ 滋补强身。

甲鱼 + 鸡蛋 ✗ 甲鱼中丰富的生物活性物质会导致鸡蛋中的蛋白质变性，降低营养价值。

甲鱼 + 兔肉 ✗ 二者皆属寒性，同食会加重寒性，可能引起腹痛、腹泻。

养生食谱

黑豆甲鱼汤

原料 甲鱼1条，黑豆30克，精盐适量。

做法 甲鱼处理干净，剁块；黑豆洗净，浸泡3小时。将甲鱼、黑豆放入砂锅中，加适量清水，炖煮至熟，加精盐调味。

功效 清热祛湿。

食疗验方

慢性肝炎 甲鱼1只，宰杀去内脏，连甲带肉加适量水、龙眼肉清炖至熟，吃肉喝汤。

子宫肌瘤 甲鱼壳15克，煎汤，每日3次，连用10天为1个疗程。

黄疸 甲鱼1只（约500克），山楂30克。甲鱼去头、肠，不去甲，与山楂共煮至肉烂熟。去山楂，吃肉喝汤。每周1次。

MU LI

牡 蛎

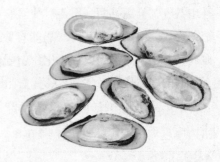

别　名 海蛎子、蛎黄。

性味归经 味咸，微寒；入肝、胆、肾经。

养生功效 牡蛎富含核酸，能延缓皮肤老化，减少皱纹的形成。牡蛎所含的糖元能提高肝脏的机能。牡蛎中所含的多种维生素和矿物质，特别是硒可以调节神经、稳定情绪。牡蛎富含锌，能维护男子生殖系统健康。牡蛎中所含丰富的牛磺酸有明显的保肝利胆作用，也是防止孕期肝内胆汁淤积症的良药。另外，牡蛎还有降血糖、抗病毒、降血液黏度等作用，并能提高免疫力，增强人体抵抗疾病的能力。

选购窍门 优质的牡蛎体大肥实，颜色淡黄，个体均匀，而且干燥，表面颜色褐红。

食用宜忌

牡蛎＋豆腐　✓　益智健脑，清热解毒，滋润肌肤。

牡蛎＋百合　✓　润肺调中。

牡蛎＋鱼肉　✗　会降低人体对锌的吸收。

牡蛎＋啤酒　✗　会引发痛风。

养生食谱

‖ 丝瓜烩牡蛎 ‖

原料 牡蛎 200 克，丝瓜 300 克，姜米、葱花、精盐、胡椒粉、湿淀粉、色拉油各适量。

做法 牡蛎洗净后，用沸水烫一下即捞出；丝瓜刮掉粗皮洗净，切成滚刀块。净锅上火，放色拉油烧热，投姜米和葱花爆香，放入丝瓜块略炒，即掺适量清水，下入牡蛎，烧沸后调入精盐、胡椒粉，最后用湿淀粉勾薄芡，起锅装盘即成。

功效 清热利肠，凉血解毒。是夏季防暑的理想佳肴。

食疗验方

眩晕 牡蛎、龙骨各 20 克，菊花 10 克，枸杞子、何首乌各 12 克，水煎服。每日 1～2 次。

高血压、高血脂 牡蛎肉 50 克，草决明 15 克，加水煮至肉烂时食用，每日 1～2 次。

滑精、早泄 煅牡蛎 50 克，莲须 10 克，芡实 20 克，水煎服，每日 2 次。

PANG XIE

螃　蟹

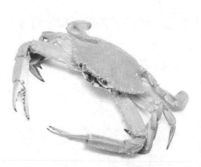

别名 大闸蟹。

性味归经 味咸，性寒；入肝、胃经。

养生功效 螃蟹有清热解毒、补骨添髓、养筋接骨、活血祛痰、利湿退

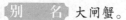

黄、利肢节、滋肝阴、充胃液之功效；对于瘀血、黄疸、腰腿酸痛和风湿性关节炎等有一定的食疗效果。螃蟹含有丰富的蛋白质及微量元素，对身体有很好的滋补作用，还有抗结核的作用，吃螃蟹对结核病的康复大有补益。螃蟹中维生素 A 和维生素 E 的含量很高，有助于防止皮肤的角化，保护黏膜上皮组织和抗衰老。螃蟹中的硒含量非常高，作为人体内重要的微量元素，有助于提高免疫力，对预防肿瘤和癌症也有一定的作用。

选购窍门 新鲜的螃蟹颜色鲜明，轮廓明朗，刚毛密挺，背部呈青紫色，白肚，用手指压蟹足，有饱满丰厚感，用手指轻敲蟹眼四周，眼睛能够闪动且口喷泡沫。

食用宜忌

螃蟹＋芦笋　✔️　强化牙齿。

螃蟹＋香芹　✔️　可促进各种营养素的吸收。

螃蟹＋石榴　❌　会刺激胃肠，导致腹痛、恶心、呕吐等症状。

螃蟹＋红薯　❌　容易在体内凝成柿石。

养生食谱

油炸藕蟹

原料 嫩藕 250 克，河蟹 200 克，胡萝卜 1 根，植物油、面粉、精盐、葱段各适量。

做法 把藕、胡萝卜切丝；河蟹取肉，洗净，面粉调糊。把藕丝、胡萝卜丝、河蟹、葱段、精盐在糊中拌匀，做成团后下油锅炸，炸成金黄色。随餐食用。

功效 健脾止泻，适用于慢性肠炎、腹泻、消化不良、糙皮病、脚气病。

食疗验方

胃热呕吐 螃蟹 4 只蒸熟，取肉，加莴苣叶、姜末、白醋拌食。

水肿 螃蟹 1 只切开，糯米或大米 100 克，同煮粥食，每日 1~2 次。

咽喉肿痛 螃蟹 1 只，生地黄 30 克，同煮汤，2 碗清水煮为 1 碗即可食用。

HAI SHEN

海 参

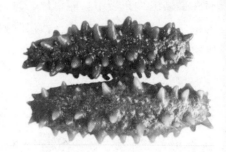

别 名 刺参、海鼠、海瓜。

性味归经 味甘、咸，性温；入肾、胃、肠经。

养生功效 海参含有丰富的微量元素，尤其是钙、钒、钠、硒、镁的含量较高。海参所含的微量元素钒居各种食物之首，可以参与血液中铁的运输，增强造血能力。海参号称"精氨酸大富翁"，含有8种人体自身不能合成的必需氨基酸，其中精氨酸、赖氨酸含量最为丰富。海参所含特殊活性物质，有提高男性勃起力，抑制女性排卵和刺激宫缩的作用，还能改善脑、性腺神经功能传导作用，延缓性腺衰老等功效。海参所含的硒是防止人体衰老、防治肿瘤的重要元素。

选购窍门 干海参以形体饱满、质重皮薄、肉壁肥厚者为佳。水发后涨性大，糯而滑爽、有弹性、无砂粒。水发海参以色泽鲜亮，内部无硬心，肉质有弹性，肉刺完整者为佳。

食用宜忌

海参＋冰糖　✔　补肾养血。

海参＋火腿　✔　强身健体，补充精力。

海参＋山楂　✘　不易消化。

海参＋柿子　✘　不易消化。

养生食谱

鲍鱼海参汤

原料 鲍鱼、怀牛膝各30克，海参60克，枸杞15克，调料适量。

做法 将鲍鱼切片，与海参一起用清水浸发、洗净；海参切片；枸杞、怀牛膝装入纱布袋中。鲍鱼片、海参片和药袋一起放入砂锅，加水文火炖煮4小时，去药袋加调料即成，饮汤吃鲍鱼海参。

功效 补肝肾，益精髓，壮元阳。

食疗验方

产后乳汁不足 鲜海参100克，猪蹄200克，王不留行20克，当归15克，黄芪30克，水煎，饮汁食海参与猪蹄，每日1次。

阴虚肠燥之便秘 海参、黑木耳各30克，猪大肠150克，同煮汤，用精盐、味精调味食用。

再生障碍性贫血 鲜海参100克，当归、枸杞子各15克，黄芪、熟地各30克，水煎，饮汤食海参。每日1次。

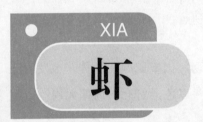

XIA
虾

别名 草虾、明虾、对虾。

性味归经 味甘，有小毒，性温；入肝、肾经。

养生功效 能增强人体的免疫力和性功能，补肾壮阳，抗早衰，可医治肾虚阳痿、畏寒、体倦、腰膝酸痛等病症。虾营养丰富，且其肉质松软，易消化，对身体虚弱以及病后需要调养的人是极好的食物。虾中含有丰富的镁，镁对心脏活动具有重要的调节作用，能很好地保护心血管系统，它可减少血液中胆固醇含量，防止动脉硬化，同时还能扩张冠状动脉，有利于预防高血压及心肌梗死。

选购窍门 以虾体完整、甲壳密集、外壳清晰鲜明、肌肉紧实、身体有弹性、体表干燥洁净者为佳。

食用宜忌

虾 + 燕麦　　√　护心解毒。

虾 + 丝瓜　　√　润肺，补肾，美肤。

虾 + 芹菜　　✗　同食会伤元气。

虾 + 山药　　✗　同食会引起腹痛、恶心、呕吐等症状。

养生食谱

仙茅炖鲜虾

原料 仙茅 20 克，鲜虾 250 克，生姜 2 片，精盐适量。

做法 将仙茅用清水洗净。将大虾去壳去肠洗净。将生姜切末。把以上原料和精盐一起放入锅内，加适量的清水用中火煲煮 1 个小时即成。每周吃 1 剂。

功效 温肾壮阳。尤其适合有肾虚阳痿、精神不振、腰膝酸软等症状的男性食用。

食疗验方

宣吐风痰 用连壳虾半斤，入葱、姜、酱煮汁。先吃虾，后吃汁，紧束肚腹，以翎探引取吐。

产后乳汁不下 虾肉 100 克，放入小米粥中，煮熟食用。

骨结核 活虾 7 ~ 10 只，黄芪 10 克。2 料同煮汤服，每日 1 次。

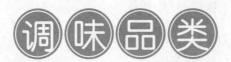

调味品类

SUAN

蒜

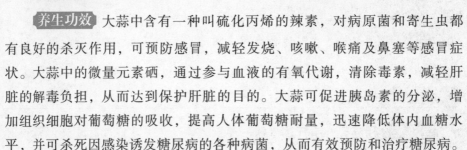

别　名 大蒜、胡蒜、蒜头。

性味归经 味辛，有小毒，性温；入脾、胃、肺经。

养生功效 大蒜中含有一种叫硫化丙烯的辣素，对病原菌和寄生虫都有良好的杀灭作用，可预防感冒，减轻发烧、咳嗽、喉痛及鼻塞等感冒症状。大蒜中的微量元素硒，通过参与血液的有氧代谢，清除毒素，减轻肝脏的解毒负担，从而达到保护肝脏的目的。大蒜可促进胰岛素的分泌，增加组织细胞对葡萄糖的吸收，提高人体葡萄糖耐量，迅速降低体内血糖水平，并可杀死因感染诱发糖尿病的各种病菌，从而有效预防和治疗糖尿病。

选购窍门 大蒜以个头大、瓣少、瓣大、整齐坚实、用手掂量感到分量重、蒜瓣不发芽、无臭味、干燥者为佳。

食用宜忌

大蒜＋洋葱 　✓　 防癌抗癌，抗菌消炎。

大蒜＋黄瓜 　✓　 同食可抑制糖类转化为脂肪，并能降低胆固醇。

大蒜＋葱 　✗　 会导致腹痛，肠胃痉挛。

大蒜＋蜂蜜 　✗　 同食易刺激肠胃，引起不适。

养生食谱

糖醋蒜

原料 大蒜 800 克,白砂糖 50 克,醋、酱油各 400 克,花椒 5 克。

做法 将大蒜的须梗适当去掉一部分,再剥掉两层表皮,放入清水里浸泡 7 天,每天换水 1 次,然后捞出晾晒,直至表皮呈现皱纹时装坛内。将白砂糖、醋、酱油、花椒调成汁,浇入蒜坛内,盖严盖,30 天左右即成。

功效 健脾开胃,防癌抗癌。

食疗验方

感冒 蒜、姜各 15 克,均切成片,加水 1 碗,煮至半碗时放入适量红糖,睡前 1 次服用。

支气管炎 蒜 60 克,捣烂如泥后放入 90 克红糖,加适量水熬成膏,每日早、晚各服 1 汤勺。

背疮 用大蒜 10 个,淡豉 50 毫升,乳香 5 克,研细。疮上先铺湿纸,纸上铺药一层,稍厚。艾灸百壮左右,痛灸至痒,痒灸至痛。

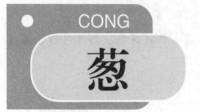

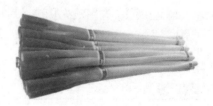

CONG

葱

别　名 胡葱、鹿胎、和事草。

性味归经 味辛,无毒,性平;入肺、胃经。

养生功效 葱富含维生素 C,有舒张小血管、促进血液循环的作用,可防止因血压升高所致的头晕,使大脑保持灵活,并预防老年痴呆。葱含烯丙基硫醚,这种物质会刺激胃液的分泌,且有助于增进食欲。葱中的各种维生素能保证人体激素正常分泌,还能有效刺激性欲,从而"壮阳补阴"。葱内所含的果胶，可明显地减少结肠癌的发生，有抗癌作用；蒜辣素也可以抑制癌细胞的生长；微量元素硒可降低胃液内的亚硝酸精盐含量，对预防胃癌及多种癌症有一定作用。

[选购窍门] 新鲜的葱应选择葱白粗大、白净、紧密坚实，葱叶呈绿色或嫩绿色，无发黄、发蔫叶片者。老葱应选择葱白部分相对较多，外表干燥坚实，有一定分量，葱根无腐烂，葱叶无开花和种子者。

食用宜忌

葱＋大枣　✔　益胃，安神。

葱＋蘑菇　✔　促进血液循环。

葱＋大蒜　✘　同食会伤胃。

葱＋豆腐　✘　葱所含的草酸与豆腐容易形成草酸钙，阻碍人体对钙的摄取。

养生食谱

葱炖猪蹄

[原料] 葱50克，猪蹄4只，精盐适量。

[做法] 将猪蹄拔毛洗净，用刀划口；葱切段。与猪蹄一同放入，加水适量，入精盐少许，先用武火烧沸，后用文火炖熬，直至熟烂即成。

[功效] 补血消肿，通乳。适用于血虚体弱、四肢疼痛、形体浮肿、疮疡肿痛、妇人产后乳少等症。

食疗验方

[时疾头痛，发热者] 以连根葱白20根，和米煮粥，入醋少许，热食取汗即解。

[产后小便难] 取葱白适量，切碎并将其炒熟，然后迅速外敷小腹。

[小儿盘肠，内钓腹痛] 用葱汤洗儿腹，仍以炒葱捣贴脐上。良久，尿出痛止。

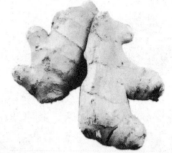

● SHENG JIANG

生　姜

别　名 鲜姜、紫姜。

性味归经 味辛，性温；入肺、胃、脾经。

养生功效 生姜是助阳之品，自古以来中医素有"男子不可百日无姜"之语。生姜还含有较多的挥发油，可以抑制人体对胆固醇的吸收，防止肝脏和血清胆固醇的蓄积。姜辣素对口腔和胃黏膜有刺激作用，能促进消化液分泌，增进食欲，使肠张力、节律和蠕动增加。生姜具有发汗解表、温中止呕、止咳的功效，可以祛风寒邪热、除痹开胃。用生姜、红糖熬制的姜汤可活血驱寒，防治感冒，自古就是风寒感冒的食疗良药。

选购窍门 以修整干净，不带泥土、毛根，不烂，无蔫姜、虫伤，无受热、受冻，外表微黄者为佳。

食用宜忌

姜＋芥菜	√	镇咳祛痰。
姜＋莲藕	√	清热生津，补益脾胃。
姜＋兔肉	✕	易致腹泻。
姜＋狗肉	✕	同食会导致腹痛、腹胀等。

养生食谱

姜汁藕片

原料 莲藕500克，生姜75克，麻油、酱油各10克，醋20克，精盐2克。

做法 将藕洗净去皮，切成3毫米厚的片；姜去皮，切成末。碗内放入醋、酱油、麻油，兑成汁待用。锅内加清水烧沸，将藕烫一下，捞入盆中，加姜末、精盐拌匀，用盘子盖上，焖2分钟再装入盘内，然后浇上兑好的汁即成。

功效 健脾开胃。

食疗验方

麻疹合并肺炎 人参6克（或党参30克），姜5片，粳米100克。取人参（或党参）、姜、粳米，共煮成稀粥。温服，每日2~3次。

呕吐 将姜片敷于内关穴，并以伤湿止痛膏固定。

胃虚风热不能食 用姜汁半杯，生地黄汁少许，蜜一匙，水二合，和服之。

HUA JIAO
花　椒

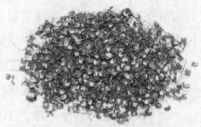

别　名 川椒、红椒、蜀椒、大红袍。

性味归经 味辛，有毒，性温；入脾、肺、肾经。

养生功效 花椒有芳香健胃、温中散寒、除湿止痛、杀虫解毒、止痒解腥之功效，常用于治疗呕吐、风寒湿痹、齿痛等症。花椒含有蛋白质、脂肪、碳水化合物、钙、磷、铁等营养物质，能刺激味蕾，促进唾液分泌，增加食欲，同时还能增强胃肠运动功能，促进肠道吸收，有利于大量摄入和吸收利用各种营养物质。日本医学界研究发现，花椒能使血管扩张，从而起到降低血压的作用。

选购窍门 以色红艳油润，粒大均匀，果实开口而不含有子粒或含极少量子粒，整洁无枝杆，不破碎者为佳。

食用宜忌

花椒＋烧酒　　✓　可治疗蛀牙。

花椒＋生姜 ✔ 杀虫解毒。

花椒＋羊肉 ✘ 容易导致便秘。

养生食谱

干姜花椒粥

原料 干姜5片，高良姜4克，花椒3克，粳米100克，红糖15克。

做法 将干姜、高良姜、花椒洗净，姜切成片，以白净的纱布袋盛之，与淘洗净的粳米同加清水煮沸，30分钟后取出药袋，煮制成粥。食用之前，加入适量红糖调味。

功效 暖胃散寒，温中止痛。适用于脾胃虚寒、心腹冷痛、呕吐、呃逆、口吐清水、肠鸣腹泻等。

食疗验方

蛔虫性肠梗阻 用麻油100～200克，置锅中煎熬，投入花椒15～20克，至微焦即捞出弃去，待花椒油微温时1次服完。

血吸虫病 花椒炒研成粉装胶囊，成人每天5克，分3次服。20～25天为一疗程。

呃噫不止 川椒200克。炒研，面糊丸，梧子大，每服10丸，醋汤下。

JIE MO

芥　末

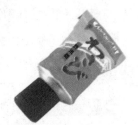

别　名 辣根、芥子末、山葵。

性味归经 味辛，性温；入肺、胃经。

养生功效 芥末有很强的杀菌功能，可以起到杀菌和消灭消化系统寄生虫的作用。芥末呛鼻的主要成分是异硫氰酸盐，这种成分不但可以预防蛀牙，对预防癌症、防止血管凝块、治疗气喘等也有一定效果，同时还具有发汗、利尿、解毒、清血等食疗功效；对增进食欲、促进血液循环也有不错的帮助作用。芥末辣味强烈，具有较强的刺激作用，可以调节女性内分泌，增强性功能，还能刺激血管扩张，增强面部气血运行，使女性脸色更红润。

选购窍门 无论是芥末粉还是芥末酱，均以色正味冲、无杂质者为佳品。

食用宜忌

芥末 + 西芹	√	美容养颜，提高免疫力。
芥末 + 香菜	√	健脾开胃。
芥末 + 鸡肉	✗	两者共食，恐助火热，无益于健康。
芥末 + 鲫鱼	✗	易导致身体不适。

养生食谱

芥末菠菜

原料 菠菜 400 克，粉丝 100 克，芥末、大葱、姜、醋、盐、香油、味精各适量。

做法 将菠菜择去老叶，切去根，用清水洗净，切寸段；芥末放入碗中，加少许水调匀，入笼蒸熟；葱、姜切丝备用。锅内加水烧沸，放入菠菜略烫捞出，用凉开水过凉，沥去水分，放上水发粉丝、葱、姜丝。将芥末、盐、醋、香油、味精一同放碗搅匀，兑成调味汁，然后浇在菠菜上，调拌均匀即成。

功效 提高食欲，改善贫血。

食疗验方

风湿痛、关节炎 芥末粉 100 克，鸡蛋 3 个。先在患部涂精盐水，然后鸡蛋清调芥末粉成糊状，涂于患部 30~60 分钟后敷药患处，敷药后感受如辣椒之辣味，忍耐 9~12 或 24 小时，除掉药，患部全是大水泡，即刻用消毒针扎压放去里面的黄水，此时表皮始痛。如果患处未起水泡，患部皮肤只发红，有点痛感，也无妨，同样有特效。

脚裂 用 40℃左右的温水洗脚，泡 10 分钟左右，然后擦干，用温水调好芥末，浆糊状，不要太稀，用手抹在患处，穿上袜子，以保清洁，第二天再用温水洗脚，再抹，2～3 次即愈。

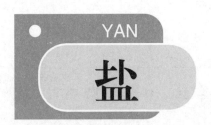
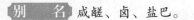

YAN

盐

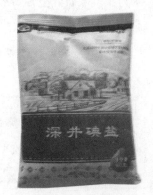

深井碘盐

别　名 咸醝、卤、盐巴。

性味归经 味咸，性寒；入胃、肾、大肠、小肠经。

养生功效 盐中含有大量人体必需的矿物质，对维持人体平衡起着至关重要的作用。盐有消炎、杀菌、防腐的作用，用盐水来清洗伤口，可以防止伤口感染。用盐水刷牙，可以防止蛀牙的产生。把盐撒在食物上，可以短期保鲜。用盐水可以清除皮肤表面的角质和污垢，使肤色透明，从而达到美肤养颜的效果。盐有补心润燥的功效，可治疗食停上脘、心腹胀痛、胸中痰癖等症。

选购窍门 好的食盐应为白色，呈透明或半透明状，结晶很整齐，坚硬光滑，干燥、水分少，不易返卤吸潮，有正常的咸味。

食用宜忌

盐＋苦瓜　✓　养颜美肤，排除身体毒素。

盐＋柠檬汁　✓　美白肌肤，清喉祛痰。

养生食谱

盐汽水

原料 小苏打、白砂糖、精盐、柠檬酸、食醋、水各适量。

做法 在锅中注入 800 毫升清水，然后依次加入白砂糖和精盐，沸腾之后，稍微过滤一下，依次加入食醋和柠檬酸，再搅拌均匀，将溶液冷却。将冷却之后的溶液装好，放入冰箱中冷冻，注意不要让其结冰，冷却到刚要结冰为止。准备好空瓶，把小苏打放入瓶中，再冲入冰箱冷冻好的溶液，然后搅拌均匀即可。

功效 降低血液黏稠度、降血脂。

食疗验方

失音 茶叶 3 克炒焦取出，再将盐 6 克炒至发红。将苏叶 3 克，茶叶、盐、水各适量一起煎 20 分钟饮用，每日 2 次。

胸中痰癖、食物中毒 盐炒焦，开水送服。

火眼赤痛，喉痛 开水冲少量食盐饮。

● WEI JING

味 精

别 名 味素、味之素。

性味归经 味甘，性平；入胃、肝经。

养生功效 味精对人体没有直接的营养价值，但它能增加食品的鲜味，引起人们食欲，有助于提高人体对食物的消化率。味精的主要成分是谷氨酸钠，谷氨酸是脑组织氧化代谢的氨基酸之一，对改进和维持丘脑的机能是十分重要的，此外还具有治疗慢性肝炎、肝昏迷、神经衰弱、癫痫病、胃酸缺乏等病的作用。

选购窍门 品质好的结晶体味精呈细长的八面棱柱形晶体，颗粒比较均匀，洁白，有光泽，基本透明，无杂质，无其他结晶形态的颗粒。

食用宜忌

味精 + 江米酒　❌　同食会中毒。

味精 + 鸡蛋　❌　影响营养的吸收。

养生食谱

自制虾皮味精

原料 虾皮 50 克。

做法 除去虾皮中的杂质，放滤网中用水冲洗几遍，边倒水边晃动，可以去掉过多的盐分，以及可能存在的细沙。然后用水泡，要换 3～5 次水，这样可以减少虾皮中的二甲基亚硝胺等挥发性亚硝基化合物，这些物质摄入过多可致癌。将洗好的虾放到电饼铛上，不要倒油，也可用平底锅代替。用铲子将虾皮铺平，使其尽快地将水分挥发。小火慢慢翻炒，炒至虾皮彻底干燥。关火后，继续翻炒，使热量尽快散去，保持干燥状态。将炒好的虾皮晾凉，用擀面杖将虾皮擀碎，喜欢吃碎的可以擀的碎一些。也可以用搅拌机打碎。

功效 补肾壮阳，辅助降血压。

食疗验方

牙痛 取味精适量，将其与温开水按 1∶50 的比例化开后，口含味精溶液一会儿再吐掉。这样连续几次，坚持 2 天后牙痛就会消失。

● **XIAO HUI XIANG**

小茴香

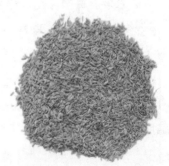

别名 茴香、角茴香、谷茴香。

性味归经 味辛，性温；入肝、肾、膀胱、胃经。

养生功效 中医认为，小茴香散寒止痛，理气和胃，活血，利气，止痛，可用于治疗经闭痛经、产后瘀阻、跌扑肿痛、寒疝腹痛、睾丸偏坠、痛经、脘腹胀痛、食少吐泻、睾丸鞘膜积液。小茴香能刺激胃肠神经血管，促进唾液和胃液分泌，起到增进食欲、帮助消化的作用。小茴香还具有促进肠蠕动，缓解痉挛，减少疼痛，并有抗菌的作用。小茴香有利胆作用，能促进胆汁分泌，并使胆汁固体成分增加。

选购窍门 以颗粒均匀、质地饱满、色泽黄绿、芳香浓郁、无柄梗者为佳。

养生食谱

茴香腰子

原料 小茴香6克，猪腰子1只，卤汁适量。

做法 小茴香在热锅里略炒片刻，待脆后打成细粉；将猪腰子撕去皮膜洗干净，尖刀从侧面划一条长约3厘米的口子，再向里扩展成三角形，接下来塞入茴香末，并用麻绳将开口处缠紧待用。将锅置中火上，倒进卤汁，调好味，放进猪腰子煮沸后约半小时就可以拿出，解开绳子将猪腰子剖成两瓣，再除掉腹膜，切成片装盘即可。佐餐服用。

功效 补肾止痛，适用于肾虚腰疼、寒温腰疼。

食疗验方

小肠气疼闷，不省人事 小茴香（盐炒）、枳壳（麸炒）各50克，没药25克。诸药为末。每服5克，热酒调下。

遗尿 小茴香6克，桑螵蛸15克。装入猪尿胞内，焙干研末。每次3克，日服2次。

胃脘部、脘腹部胀痛 小茴香、枳壳各12克，台乌药10~12克，川厚朴8~12克，佛手8~10克，陈皮、甘草各8克。加水煎成300毫升，每日分2次温服。

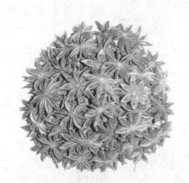

● DA HUI XIANG
大茴香

别 名 八角、八角茴香。

性味归经 味辛，性平；入脾、肾经。

养生功效 八角的主要成分是茴香油，它能刺激胃肠神经血管，促进消化液分泌，增加胃肠蠕动，有健胃、行气的功效，有助于缓解痉挛、减轻疼痛。八角中的茴香烯能促进骨髓细胞成熟并释放外周血液，有明显的升高白细胞的作用，主要是升高中性粒细胞，可用于白细胞减少症。

选购窍门 以颗粒整齐完整，个大饱满，棕红色并有光泽，荚边裂缝较大，荚内子粒明亮，香味浓烈者为佳。

食用宜忌

八角＋牛羊肉　　✓　　去腥加香。

养生食谱

八角烤虾

原料 鲜虾3碗，柳橙1个，青葱1根，八角4粒，柠檬汁20毫升，橄榄油20毫升，调味料适量。

做法 鲜虾洗净，去壳留头尾；柳橙切片，备用。将鲜虾加入青葱、八角、柠檬汁、橄榄油及所有调味料腌约20分钟后，放入烤箱中，以180℃烤约10分钟，取出加上柳橙片装饰即可。

功效 开胃消食。

食疗验方

腰重刺胀 八角茴香，炒，研为末，食前酒服10克。

大小便闭，肚腹胀气 大茴香、生葱白各 7 个，火麻仁 15 克为末，同研烂，水煎服，一日 2 次。

小肠疝气 大茴香、枳壳各 30 克，焙燥研末，每服 3~6 克，温黄酒送下，一日 2 次。

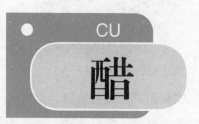

CU

醋

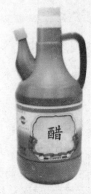

醋

别　名 苦酒、醇酢、酢酒。

性味归经 味苦、酸，性温；入肝、胃经。

养生功效 醋有很好的抑菌和杀菌作用，能有效预防肠道疾病、流行性感冒和呼吸道疾病，同时对软化血管，降低胆固醇有很好的效果，非常适合心脑血管病患者食用。醋对于促进唾液和胃液的分泌，帮助消化吸收，使食欲旺盛，消食化积都有积极功效。醋对皮肤、头发能起到很好的保护作用，还有生发、美容、降压、减肥的功效。醋可以消除疲劳，促进睡眠，并能减轻晕车、晕船的不适症状。

选购窍门 以体态澄清、浓度适当、无悬浮物、无沉淀物者为佳。

食用宜忌

醋 + 芹菜　❌　会损伤牙齿。

醋 + 胡萝卜　❌　会完全破坏胡萝卜中的胡萝卜素。

养生食谱

醋泡黑豆

原料 黑豆 500 克，醋、蜂蜜各适量。

做法 把洗净晾干的黑豆放入炒锅中用中火干炒。五分钟后能闻到一股豆香味儿，并听到"噼噼啪啪"的声音，这是黑豆在爆皮，待皮都爆开后，转小火再炒。放入容器中，在通风处晾凉。把晾凉后的黑豆放入一个有盖子的容器内，倒入可以没过豆子的醋。待黑豆把所有的醋都吸收了，就可以盛盘儿了。加上蜂蜜，拌匀即可食用。

功效 补肾，减肥，明目，乌发，美白。

食疗验方

消化不良 用醋15~30毫升冲淡服下。

脚气 陈醋500毫升，加入去皮大蒜头50克，白矾5克，泡3天后用醋浸脚，每次5分钟，浸后可以洗去，每日1次，连用10天。

扁平疣 取醋200毫升，加热浓缩至100毫升，凉后每日早、晚各1次搽患处。

JIANG YOU

酱　油

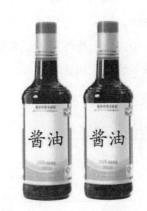

别　名 豉油、清酱。

性味归经 味咸，性寒；入脾、胃、肾经。

养生功效 酱油的主要原料是大豆，大豆及其制品因富含硒等矿物质而有防癌的效果。酱油具有清热解毒、止痒消肿的功效，可用于治疗暑热烦闷、疔疮初起、妊娠尿血等病症，还可以治疗食物、药物中毒及汤火灼伤、虫兽咬伤等。烹调食品时加入一定量的酱油，可增加食物的香味，并可使食物色泽更加好看，从而增进食欲。酱油含有多种维生素和矿物质，可降低人体胆固醇，降低心血管疾病的发病率，并能减少自由基对人体的损害。

选购窍门 优质酱油的颜色应呈红褐色、棕褐色、有光泽而发乌。摇摇酱油瓶子，好酱油摇起来会起很多的泡沫，不易散去，沿瓶壁流下的速度慢，瓶底不应有沉淀物或污染物。贴着瓶口闻味道，好酱油往往有一股浓烈的酱香味，尝起来味道鲜美。

食用宜忌

酱油＋辣酱、食用油　✓　可增进食欲。

酱油＋治疗血管疾病、胃肠道疾病的药物　✗　同食易引起恶心、呕吐。

养生食谱

酱油鸡腿

原料　小鸡腿9个，酱油、花雕酒各1/2杯，油15大匙，糖2大匙，姜1小块，蒜3瓣，葱2根。

做法　鸡腿去皮，划上几刀以便入味；姜切片；蒜去皮；葱切小段。热油锅，把姜、蒜爆香，放入鸡腿煎至略变色。倒入酱油、花雕酒和糖烧开，中小火烧至鸡腿熟透，酱汁比较浓稠，中途翻拌几次，以便上色均匀。最后撒上葱花增加香气即可。

功效　增加食欲。

食疗验方

便秘　紫菜10克，麻油2小勺，酱油数滴，味精适量。每晚睡前半小时用开水冲泡1碗，温服。

胃痛　酱油30毫升，茶叶9克。茶叶用水150毫升煮开。加酱油再煮，每日3次，顿服。

小儿遗尿　酱油适量，鸡蛋10个，茶叶8克，盐3克。将茶叶、鸡蛋共放锅中煮约10分钟，将蛋壳击破，加盐再煮10～15分钟，取蛋去皮蘸酱油吃。

BAI TANG

白　糖

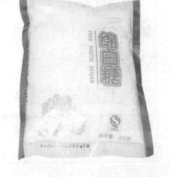

别　名 白砂糖、白霜糖、石蜜。

性味归经 味甘，性平；入脾经。

养生功效 白糖具有润肺生津、补中益气、清热燥湿、化痰止咳、解毒醒酒、降浊怡神之功效。可用于治疗肺燥咳嗽、口干燥渴、汗虚脘痛、脾虚泄泻以及盐卤中毒、脚气、疥疮、阴囊湿疹等病症。白糖热量较高，食用后能迅速为人体提供能量。

选购窍门 好的白糖晶粒细小、均匀，颜色洁白，质地绵软，水溶液清澈，味甜，无异味。

食用宜忌

白糖＋南瓜子　✓　可有效治疗血吸虫病。

白糖＋辣椒　✓　可以解辣。

白糖＋鸡蛋　✗　同食会中毒。

白糖＋茶　✗　会降低茶清热解毒的功效。

养生食谱

白糖糕

原料 糯米粉、白糖各130克，干酵母3克，发酵粉2克，清水350毫升，植物油少许。

做法 将白糖倒入糯米粉内搅匀，倒入清水混合均匀成粉浆水。将粉浆水倒入锅内用小火煮成糊状，边煮边搅拌，防止结块粘底。再过滤，放凉至不烫手。往过滤好的米糊里加入干酵母和发酵粉，搅匀后盖上保鲜膜发酵6小时。取个不锈钢深碟子，在内壁刷一层薄油，将发酵好的米糊倒入锅内用大火蒸30分钟即可。

功效 润肺生津，舒缓肝气。

食疗验方

脾胃虚弱、脘腹隐痛 沸水冲化白糖，浓汤饮服。

肠炎、尿道炎、湿疹、暑疖 木棉花30～50克，白砂糖适量，用清水2碗半煎至1碗饮用。

肺燥咳嗽 将白糖同沙参、梨、川贝母煎汤饮食。或者白糖同大枣、芝麻制丸服。

FENG MI

蜂 蜜

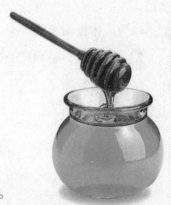

别　名 百花精、蜂糖、蜜糖。

性味归经 味甘，性平；入脾、肺、大肠经。

养生功效 蜂蜜能改善血液的成分，促进心脑和血管功能，因此经常服用对心血管病患者很有好处。蜂蜜对肝脏有保护作用，能促使肝细胞再生，对脂肪肝的形成有一定的抑制作用。食用蜂蜜能迅速补充体力，消除疲劳，增强对疾病的抵抗力。蜂蜜还有杀菌的作用，经常食用蜂蜜，不仅对牙齿无妨碍，还能在口腔内起到杀菌消毒的作用，蜂蜜能治疗中度的皮肤伤害，特别是烫伤，使细菌无法生长。蜂蜜对胃肠功能有调节作用，可使胃酸正常分泌，还能增强肠蠕动，显著缩短排便时间。

选购窍门 用肉眼观看蜂蜜的颜色和光泽，以色浅、光亮透明、黏稠适度者为佳。

食用宜忌

蜂蜜＋雪梨	✓	缓解咳嗽。
蜂蜜＋茼蒿	✓	预防便秘。
蜂蜜＋莴笋	✗	不利肠胃，易致腹泻。
蜂蜜＋米饭	✗	影响消化吸收。

养生食谱

红枣蜂蜜茶

原料 红枣 300 克，蜂蜜 150 克。

做法 红枣去核洗净，倒入锅中，放入多过红枣 2 倍的水。大火煮开后，改小火慢煮 20～30 分钟。熄火后用勺子稍微压烂红枣。把红枣放入料理机中打成泥。把打成泥的红枣隔一下筛，用勺子不停地刮，很快就能隔好。枣泥放至温热后，倒入干净的无油无水的容器中，加入蜂蜜调匀。密封好容器，放入冰箱里冷藏保存。喝的时候舀 2 勺，用冷开水或者温开水冲开搅匀即可。

功效 补气补血，养颜。

食疗验方

热病烦渴，中暑口渴 取鲜藕适量，洗净，切片，压取汁液，按 1 杯鲜藕汁加蜂蜜 1 汤匙比例调匀服食。每日 2～3 次。

肝炎 鲜芹菜 100～150 克，蜂蜜适量。芹菜洗净捣烂绞汁，与蜂蜜同炖温服。每日 1 次。

动脉硬化、高血压 制首乌、丹参各 15 克，蜂蜜 15 毫升。制首乌、丹参水煎去渣取汁，调入蜂蜜，每日 1 剂。

奶制品

NIU NAI
牛 奶

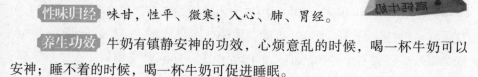

别　名 牛乳。

性味归经 味甘，性平、微寒；入心、肺、胃经。

养生功效 牛奶有镇静安神的功效，心烦意乱的时候，喝一杯牛奶可以安神；睡不着的时候，喝一杯牛奶可促进睡眠。

选购窍门 新鲜牛奶呈乳白色或稍带微黄色，有固有的香味，无异味，呈均匀的流体，无沉淀，无凝结，无杂质，无异物，无黏稠。

食用宜忌

牛奶＋木瓜　√　美容养颜。

牛奶＋香蕉　√　能提高人体对维生素 B_{12} 的吸收。

牛奶＋橘子　✕　易引起胃炎或胃蠕动异常。

牛奶＋番茄酱　✕　会降低营养素的吸收率。

养生食谱

牛奶炖鸡蛋

原料 鸡蛋1个，牛奶、砂糖各适量。

做法 鸡蛋磕在碗里，加入砂糖，打至糖溶蛋散。在打散的鸡蛋液中倒入牛奶，搅拌均匀，用很细的网筛把搅拌蛋液过筛。盖上保鲜膜，放进锅中隔水中火蒸10分钟，至蛋液表面凝结即可。

功效 滋阴养颜，强身健体。

食疗验方

过劳体虚，气血不足 牛奶500毫升，大枣25克，大米100克。先将大米与大枣同煮成粥，然后加入牛奶，烧开即可。

习惯性呕吐，反胃 把牛奶烧开加入3%～7%的淀粉或糕干粉、藕粉等，使牛奶变稠，稍加糖即可。

慢性胃炎、胃脘痛 韭菜250克，生姜25克，牛奶250毫升。将韭菜、生姜切碎、捣烂，以洁净纱布绞取汁液，再倒入锅内，加牛奶煮沸即可。

SUAN NAI

酸 奶

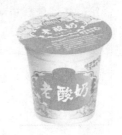

别　名 酸牛奶。

性味归经 味甘酸，性平；入心、肺、胃经。

养生功效 酸奶能够有效促进胃液的分泌，提高人体的消化能力，达到促进食欲的功效。酸奶可以促进肠道蠕动，从而改善便秘。酸奶能抑制产生致癌因子的菌群，所以喝酸奶对防癌很有帮助。酸奶中富含乳酸菌，能够提高人体的免疫力，预防疾病的发生。酸奶能有效降低胆固醇，对于高血脂患者非常有利。常饮酸奶能够润肤、明目、固齿、健发。其原因是酸奶中含有丰富的钙，更易于消化吸收，利用率高。

选购窍门 正常的酸奶颜色应是微黄色或乳白色。凝固型酸奶的凝块应均匀细密，无气泡，无杂质，允许有少量乳清析出。搅拌型酸奶是均匀一致的流体，无分层现象，无杂质。

食用宜忌

酸奶 + 蓝莓 　✔　壮骨，增加免疫力。

酸奶 + 黄豆 　✘　会影响人体对酸奶中钙的吸收。

养生食谱

香蕉酸奶

原料 香蕉 2 根，酸奶 500 毫升，巧克力适量。

做法 香蕉去皮切成小丁，将一半放入搅拌机中倒入酸奶搅拌成香蕉酸奶糊，把另一半香蕉丁放到杯子里，然后倒入香蕉酸奶。用巧克力刮刀在巧克力上取一些巧克力碎撒到酸奶上即可。

功效 促进肠道蠕动，防治便秘。

食疗验方

肥胖 酸奶 1 杯，红糖 2 克，搅拌均匀，饭前或饭后喝，一天 2 ~ 3 次。